# 家庭医疗
## 运作管理

Operations Management of
Home Care

杜 刚 著

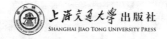上海交通大学出版社
SHANGHAI JIAO TONG UNIVERSITY PRESS

**内容提要**

本书核心内容源于作者近年来主持的国家自然科学基金项目和医院管理咨询项目成果,主要基于差异化定价、资源配置、调度优化三方面问题。针对家庭医疗实际运作面临的随机、实时、动态性环境与多类别人员调配的特殊性来构建资源配置和调度优化模型,并设计了相应的高效算法进行求解,结合实际调研结果并参考国内外大量家庭医疗管理经验,提出促进我国家庭医疗运作管理的差异化定价、资源配置与调度优化的科学对策和建议。

本书重点突出医学、工程学和管理学的交叉融合,理论翔实且具有实操性,为医疗服务和基层卫生服务的改进和管理创新提供了思路和方法参考,为促进家庭医疗运作管理的不断完善提供了对策和建议。本书可供社区医院管理者参考,也适合从事医院管理、服务管理、管理科学、工业工程等专业研究的学者和研究生研读。

**图书在版编目(CIP)数据**

家庭医疗运作管理/杜刚著.—上海:上海交通大学出版社,2019
ISBN 978-7-313-22102-5

Ⅰ.①家…　Ⅱ.①杜…　Ⅲ.①家庭保健-医疗卫生服务-研究　Ⅳ.①R197.1

中国版本图书馆 CIP 数据核字(2019)第 227409 号

**家庭医疗运作管理**

| | | | | |
|---|---|---|---|---|
| 著　　者:杜　刚 | | | | |
| 出版发行:上海交通大学出版社 | | 地　　址:上海市番禺路 951 号 | | |
| 邮政编码:200030 | | 电　　话:021-64071208 | | |
| 印　　制:上海天地海设计印刷有限公司 | | 经　　销:全国新华书店 | | |
| 开　　本:710mm×1000mm　1/16 | | 印　　张:12.25 | | |
| 字　　数:209 千字 | | | | |
| 版　　次:2019 年 11 月第 1 版 | | 印　　次:2019 年 11 月第 1 次印刷 | | |
| 书　　号:ISBN 978-7-313-22102-5 | | | | |
| 定　　价:68.00 元 | | | | |

# 序

与日俱增的医疗需求和有限的医疗资源供给之间的矛盾,已经成为现阶段我国医疗卫生服务行业面临的主要矛盾。人口老龄化程度持续加深以及慢性病患病比例不断上升导致我国医疗和健康保健服务缺口日益增大。根据国家统计局的数据,截至 2018 年末,我国 60 岁及以上人口约为 2.49 亿,占总人口的 17.9%。其中,65 岁及以上人口约为 1.67 亿,占比 11.9%。在 2.49 亿 60 岁以上老年人中,超过 1.8 亿患有各种慢性病。老年人口存在患病比例高、患病时间早、带病时间长等问题,存在较大的家庭医疗保健需求。世界卫生组织(WHO)发布的《世界卫生统计 2018》显示,在各国平均预期寿命排名中,日本凭借高质量的医疗服务和社会福利蝉联全球第一,达到 84.2 岁;而中国人口的预期寿命约为 76.4 岁,排名为全球第 52 位。庞大的人口基数与稀缺的医疗资源导致我国医疗卫生服务压力增大,服务水平难以提升,医疗资源配置不平衡与患者分流不明显更加剧了整体医疗服务质量和医疗效率的下降。

家庭医疗是全球医疗健康领域的一个重要发展方向,对其运作管理的研究是管理科学与工程、工商管理学科在医疗运作管理方面的重要应用,是极具挑战性的前沿课题,研究成果具有重要的理论和现实意义。

作为我国医疗改革的先驱,上海是在全国首创医联体和家庭医生制度的城市。为探索开发"以'全科团队'形式开展家庭医疗服务"的服务模式,自 2003 年起,上海市在长宁区、普陀区等地开展了 11 个社区卫生服务中心试点,以实现医疗卫生服务模式转换的目标。经过十多年的发展,上海虽然已经取得医疗卫生事业跨越式的发展,但是相比于其他行业,由于家庭医疗运作管理的特殊性和复杂性,目前在医疗运作管理方面尚存在一些突出问题。家庭医疗作为一种新型的移动式服务,患者的需求具有高度不确定性(如患者需求分布的时间、地点、总量等,以及道路交通状况等因素的变化)、随机性、动态性、实时性和医护人员调

1

配的特殊性,增加了家庭医疗实际运作的难度,对家庭医疗服务系统资源配置和调度问题的研究提出了新要求。同时,当前家庭医疗定价模式尚处于探索阶段,家庭医疗服务主要由政府补贴,伴随着未来家庭医疗服务的进一步发展,政府补贴难以持续。因此,需要考虑供方、需方、政府、保险机构等多种主体的交互机制,根据区域、病种等因素对家庭医疗服务进行差异化定价,探索具有中国特色的医疗服务定价模式,能够为家庭医疗服务的实施与可持续发展提供有效的价格保障机制。在此背景下,结合多年的理论和实践经验,该书深入探讨了面向家庭医疗的差异化定价、关键资源配置和调度优化三方面问题,并提出全面、科学的管理对策。本书对理论和实践的研究必将为家庭医疗运作管理提供新视角、新方法,为科学有效的家庭医疗运作管理提供决策支持依据。

杜刚副教授是我指导的博士研究生,作为其博士生导师,我欣喜地看到他多年来深耕于医疗运作管理领域,瞄准学科前沿开展了开创性的创新研究,并取得了一系列原创性的研究成果。该书内容深入,实证及案例分析丰富翔实,融合了作者主持的多项国家级课题的研究成果,对家庭医疗运作管理模式和方法进行了系统性探索。我相信,该书的出版将有助于提升我国家庭医疗运作管理水平,在学术界和医疗卫生管理实践等方面产生广泛而较为深远的影响。

教育部"长江学者"特聘教授

上海交通大学中美物流研究院院长

2019 年 8 月

# 前　言

　　家庭医疗作为一种新型的"以患者为中心"的移动式医疗服务模式,效率更高、灵活性更强,可促使医疗资源下沉和患者合理分流,从而有助于缓解医疗资源分配失衡问题,降低医疗系统总体运营成本,提高居民生活质量。为了应对医疗资源供需不平衡的严峻挑战,政府极其重视发展和推广家庭医疗服务。

　　上海作为医疗改革的"先驱者",率先在全国范围内探索医疗服务的新模式。本书以上海市为例针对医疗运作管理问题开展了系统性研究,研究结果具有一定的示范效应。本书以推动家庭医疗的发展、提升家庭医疗运作管理效率为目标,研究聚焦于差异化定价、关键资源配置和调度优化三方面问题,并提出家庭医疗运作管理的方法和对策。

　　本书共有 8 章,主要分为 4 个部分(基础篇、现状篇、实证篇和对策篇),涵盖丰富的实际案例研究,理论翔实且具有实操性,内容具体安排如下。

　　第 1～2 章是基础篇。第 1 章"绪论",介绍了家庭医疗的起源、研究背景和研究意义。在此基础上,分析了家庭医疗的概念、研究范畴和涉及的关键资源,并提出本书的研究框架和相关章节安排。第 2 章"国内外家庭医疗服务的研究综述"首先介绍了家庭医疗服务的专业特色和服务特色,并简要概述了国外一些国家对家庭医疗服务的实施情况,然后总结分析了国内外家庭医疗服务的研究进展,最后对研究现状进行评述,并提出家庭医疗服务存在的问题和后续研究内容。

　　第 3 章是现状篇,介绍上海市家庭医疗服务的现状、问题及其原因。本章首先概述上海市开展家庭医疗服务的现状,进而基于实地问卷调查、医患访谈等获取的第一手医疗数据,从多个角度了解医患对家庭医疗的认识和期望,最后根据调查结果提出上海市家庭医疗存在的主要问题,并厘清产生上述问题的相关原因。

第 4～7 章是实证篇,介绍家庭医疗的具体运作管理。第 4 章"家庭医疗居民支付意愿影响的因素与差异化定价:以上海市为例",研究影响患者对家庭医疗支付意愿的主要因素,建立条件估值模型,并通过实证分析探讨家庭医疗差异化的定价机制,以供政府、医疗单位和保险机构参考。第 5 章"家庭医疗服务关键资源能力配置:以上海市为例",针对家庭医疗服务系统资源配置问题展开研究,考虑需求在时间轴上的波动性和季节性变化,建立家庭医疗服务中心选址优化模型,突破传统的选址划区模式,优化服务覆盖方式,实现对有限的服务资源进行优化配置,提高医疗服务资源的使用效益。第 6 章"家庭医疗服务静态调度优化:以上海市为例",主要研究如何在满足患者需求的情况下,合理安排医护人员和路线,实现最小化路程与最少的医疗服务总成本。本章根据患者病情的严重与紧急程度来确定患者的优先级,构建了具有时间窗约束的家庭医疗服务人员调度模型,能够合理安排医疗服务顺序,有效缩短患者的等待时间,从而减少因病情延误增加的医疗成本,有效提高患者的满意度。第 7 章"家庭医疗资源实时调度优化问题研究:以上海市为例",考虑到家庭医疗中的突发事件可能会导致医疗人员调度的冲突,重点关注紧急患者插入和临时取消服务两种情况下的医疗人员实时调度优化问题,结合患者满意度,以调度时间的最小化为调度目标,减少突发事件对家庭医疗调度运作的影响。

第 8 章是对策篇,针对家庭医疗运作管理实践提出对策建议。本章结合调研情况和研究结果,从差异化定价、资源配置、人员调度优化三个方面提出促进家庭医疗实施的对策和建议,旨在提升家庭医疗的运作效率和服务质量。在此基础上,对家庭医疗服务及其运作管理未来的发展方向进行展望。

本书主要内容源于作者近年来的国家自然科学基金项目和医院管理咨询项目成果,体现医学、工程学和管理学的交叉融合,理论翔实且具有实操性,可以为医疗服务改进和管理创新提供思路与方法参考。

本书旨在探讨家庭医疗的运作管理模式与方法,涵盖作者多年的研究成果。在成稿之际,谨向本书的科研合作者、同行及关心支持本专著出版的专家、学者表示最诚挚的感谢!特别感谢博士阶段的导师"长江学者"上海交通大学中美物流研究院院长江志斌教授、博士后合作导师新加坡国立大学 Qiang Meng 教授、中组部"千人计划"获得者法国高等矿业学院 Xiaolan Xie 教授、美国普渡大学 Kan Kong 教授。没有他们的悉心指导,本人没有机会接触到学术前沿。

　　本书历时 4 年完成,在项目执行、书稿撰写和出版过程中,得到了许多老师、同行专家和学者的指导和帮助,包括合肥工业大学杨善林院士、上海交通大学安泰经济与管理学院副院长万国华教授、上海第二工业大学唐国春教授、上海交通大学附属第一人民医院副院长钟力炜教授、四川大学工业工程系主任罗利教授、美国威斯康辛大学 Jingshan Li 教授、上海交通大学安泰经济与管理学院荣鹰教授、东北财经大学"长江学者"管理科学与工程学院院长唐加福教授、大连理工大学"长江学者"胡祥培教授、大连理工大学王建军教授、中组部"千人计划"获得者复旦大学管理学院 Jeff Hong 教授、中国科学技术大学管理学院院长"长江学者"特聘教授余玉刚、同济大学经济与管理学院苏强教授、同济大学经济与管理学院梁哲教授、电子科技大学经济管理学院副院长陈旭教授、清华大学工业工程系小磊教授、上海市第六人民医院肿瘤内科主任姚阳教授、孙元珏副主任医师、何爱娜副主任医师、上海交通大学医学院附属仁济医院王春明副主任医师,上海交通大学耿娜教授、李娜教授、刘冉教授等,在此不能一一列举。本书的出版得到了上海交通大学出版社顾正平主任、周珠凤编辑、李子卓编辑等的大力帮助。上海对外经贸大学校长汪荣明教授、华东师范大学副校长梅兵教授、华东师范大学副校长李志斌教授、华东师范大学发展规划部部长杨蓉教授、华东师范大学人事处处长施国跃教授,华东师范大学经管学部的学院领导、前辈(袁志刚主任、岳华书记、冯学钢院长、何佳讯院长等)在本人职业发展道路上给予悉心栽培和指导,在此表示衷心的感谢。书稿撰写也查阅了国内外医疗运作管理方面的文献资料,在此向这些引用资料的作者表示感谢。最后,向背后默默支持本人科研工作的家人表示深深的感谢!

　　本书相关研究的成果得到了国家自然科学基金面上项目"基于数据驱动面向家庭医疗的高血压并发症风险评估与多资源协同实时调度优化"(71772065)和"不确定环境下临床路径变异监控、处理机制与稀缺资源配置优化方法研究"(71472065)、上海市软科学重点项目(14692105700、17692107000)、上海市联盟计划项目(LM201968)、上海市浦江人才计划项目(14PJC027)等项目的资助,在此衷心表示感谢! 同时,本书是以上课题的阶段性研究成果。

　　感谢在本书写作过程中林伯强教授、姚昕教授、孙传旺教授、刘爱军教授等给予的帮助和启发。在项目实施过程中先后培养研究生多人,课题组的研究生、本科生的辛勤工作为项目研究提供了大量的帮助,包括梁玺、林滢丰、黄莉媛、郑璐瑶、刘畅、冯丹、胡静怡、赵晨薇、薛雨、杨思琦等同学,在此一并表示感谢。

家庭医疗运作管理问题是一个涉及面广、层次深的综合科学研究领域,虽然课题研究和专著撰写倾注了作者4年的精力,但由于知识和水平有限,虽然几经修改,但总有不如人意之处,存在的问题敬请各位读者批评指正。

杜刚

2019年8月18日于上海

# 目　　录

# 第一章
# 绪  论

**导语**

　　我国自 1999 年进入老龄化社会,老龄化速度不断加快,远超世界平均速率,预计到 2020 年我国老龄人口比重将达到 11.6%,而同期世界老龄人口占比仅为 9.3%。在如此严峻的老龄化背景下,医疗需求日益增加,医疗供需矛盾日益显著。面对老年人口激增、老年病多元化、医疗资源稀缺和医疗供需不平衡等社会问题,新型移动式医疗模式——家庭医疗服务应运而生。

　　家庭医疗服务模式自其发源至今已有百年历史,在国外运用颇广。借鉴国外成功经验,加之我国飞速发展的网络和通信技术等,家庭医疗服务将以一种全新的面貌出现在千家万户。如何界定家庭医疗服务,如何提高其服务效率,优化其运作管理等,都是亟待深究的问题。

# 第一节　家庭医疗及其运作管理的研究背景

据《2019—2025 中国人口老龄化市场研究及发展趋势研究报告》，预计2020—2040 年我国将进入高速老龄化阶段(图 1-1)。数量庞大的老龄人口将给我国带来巨大的养老压力。我国传统上是以家庭养老为主的养老模式，即"养儿防老""乌鸦反哺"等由父母养育子女、子女回馈父母的养老模式。但是由于生育率的降低，家庭规模趋于小型化，我国家庭结构呈现"4-2-1"甚至"8-4-2-1"的严重形势。家庭人手不足、生活节奏加快……无论从时间、经济还是精神慰藉上，新的家庭结构对于老人的照顾都显得力不从心。社会养老护理体系呼唤更加高效、便捷的新型养老模式。家庭移动式服务应运而生，其诞生背景具体如下。

**1. 移动式服务逐渐替代传统服务**

现代社会，传统服务已经不能满足消费者需求，移动式服务正逐步兴起。移动式服务是指服务者主动输送服务给服务对象的一种新型的服务方式。它区别于传统的体验式服务，服务对象足不出户就能享受到服务者的主动上门服务。同时伴随着新技术的发展，如移动 App 等，新型移动式服务渗入我们生活的方方面面，其中有我们熟悉的快递服务、家政服务、家庭医疗服务等。

在国外，尤其是一些发达国家，移动式服务发展得更加全面与完善，运用行业广泛，产值巨大，效应明显。例如在英国，每年居家养老服务产业产生的价值可以高达 110 亿英镑。消费者对移动式服务的大量需求也使得不少商家挖掘到了潜藏在其中的巨大的利润。在我国，近年来移动式服务也有所发展，尤其是在一些大型城市，移动式服务覆盖更加全面。在将来的社会中，我国的移动式服务发展步伐将会加快，发展前景也相当乐观。

**2. 我国老龄化问题严重**

中国是目前世界上实际老龄人口最多的国家，同时也是人口老龄化最快的国家之一。更为严重的是，80%～90% 老年人患有各种慢性病，养老压力巨大。按照国际通行标准进行划分，当一个国家或地区 65 岁及以上人口占比超过 7% 时，意味着该国家或地区进入老龄化；达到 14%，进入深度老龄化社会；一旦超过 20%，则进入超老龄化社会。由图 1-2、图 1-3 可知，我国早已进入老龄化阶段，并且在快速向深度老龄化甚至超老龄化社会转变。2020 年，我国即将步入深度老龄化,65 岁及以上老年人口比例将达 11.70%;预计到 2040 年我国将进入超老龄化社会,65 岁及以上老年人口比例将超过 20%。截至 2019 年 4 月,我国部分城市已步入深度老龄化社会(图 1-4)。据预测,到 2025 年,我国将成为超老龄化社会。

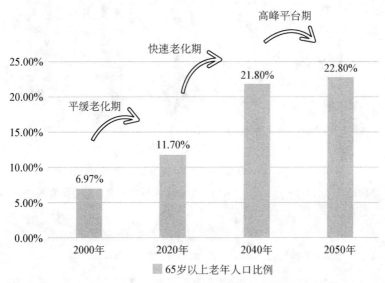

**图 1-1 2000—2050 年我国老年人口数量**

(数据引自《2019—2025 中国人口老龄化市场研究及发展趋势研究报告》)

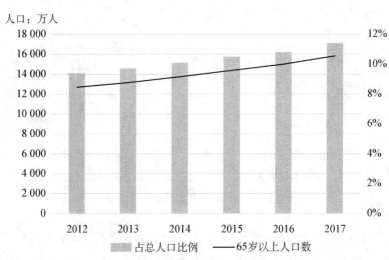

**图 1-2 2012—2018 年中国 65 岁以上老年人口比例**

(数据引自国家统计局人口)

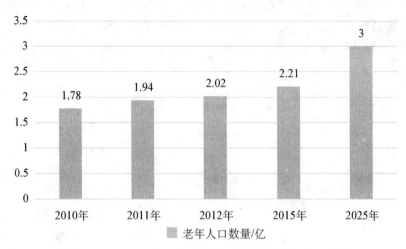

图 1-3　2010—2025 年中国 60 岁及以上老年人口数量

（数据引自《2019—2025 中国人口老龄化市场研究及发展趋势研究报告》）

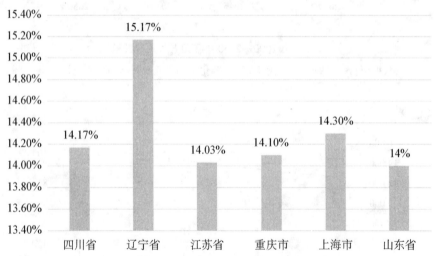

图 1-4　2018 年老龄人口比例排名前六省市 65 岁及以上老龄人口比例

（数据引自 2018 年各省人口统计公报）

根据各省市人口统计数据可知,我国人口老龄化发展迅速,辽宁省、上海市、四川省、江苏省等六省市已提前跨入深度老龄化社会,其中一个重要原因就是未富先老。未富先老成为了我国人口问题的典型现象之一。

上海市老年人口和老龄事业发展监测统计数据显示,截至 2017 年底,户籍 60 岁及 60 岁以上老年人口增至 483.60 万人,占全市总人口的 33.2%。与 2016 年相比增长率为 5.6%,占总人口比重增加了 1.6 个百分点,老龄化程度进一步提高。截至 2018 年,上海市 60 岁及以上老年人口占总人口的 34.3%(图 1-5、图 1-6)。

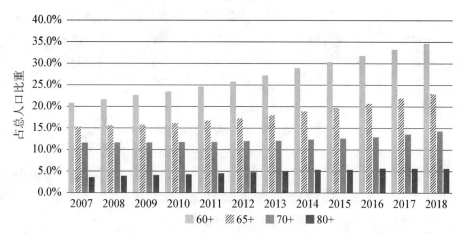

图 1-5　上海市老年人口占总人口比重变动情况

（数据引自国家统计局）

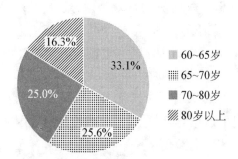

图 1-6　2018 年上海市老龄人口分年龄段占比

科学技术提升、人口结构变化的大背景呼唤家庭医疗移动式服务的兴起,对家庭医疗运作管理的研究将极大助力我国医疗现状的改善。

# 第二节 家庭医疗运作管理的研究意义

家庭医疗对于我国老龄化社会的养老问题有明显的缓解作用。然而在我国,家庭医疗仍处于起步阶段,随着疾病谱的发展与变化,群众对医疗服务的需求呈现出繁多而复杂无序的状态。并且,群众对多数医疗机构了解少,对基层社区信任度不足,仍倾向于"大病、小病找大医院",造成大医院医疗资源不足、患者医疗成本高等两败俱伤的局面。其中很大原因在于我国家庭医疗服务运作管理效率低下,不同医疗机构服务能力迥异并且缺乏支撑家庭医疗的机制,无论刚性还是柔性政策都不足。因此,对家庭医疗运作管理的研究迫在眉睫,意义重大,具体如下。

**1. 利用移动式服务节约医疗资源,提高医疗效率,增加行业产值**

目前我国的移动式服务水平发展较低,产业覆盖面狭窄,发展潜力和意义巨大。例如,同样在家庭医疗护理领域,我国医疗需求人口巨大,而医疗资源相对更加缺乏,我国需要用全球 7% 的医疗资源为占全球 22% 的人口服务。

**2. 减轻我国因老龄化问题带来的医疗护理压力**

解决我国面临的老年人医护、养老压力,缓解医疗资源和需求之间矛盾,提高养老和医疗质量。

我国的人口老龄化现象具有以下特点。

(1) 速度快,来势猛。根据 1956 年联合国《人口老龄化及其社会经济后果》制定的标准,当一个国家或地区 65 周岁及 65 周岁以上老年人口数量占总人口数量比例超过 7% 时,该国家或地区进入老龄化社会。然而在 2017 年,中国人口中 65 周岁及以上人口占总人口的 11.4%,共 15 831 万人,远超 7%;而且 60 周岁及以上人口 24 090 万人,占总人口的 17.3%。中国社会科学院人口与劳动经济研究所所长、中国人口学会副会长张车伟曾言:"我国的老龄化速度远超世界平均水平。"发达国家的老龄化过程一般为几十年,甚至 100 年以上。法国老龄化进程用了 115 年,瑞士用了 85 年,英国用了 80 年,美国将这个进程缩短了将近一半,用了 60 年;而中国却只用了 18 年。据联合国统计预测,1990—2020 年,世界老龄人口平均年增长速度仅为 2.5%,而同期我国老龄人口的年递增速度达到 3.3%,并且呈现出加速度逐渐增大的趋势。

(2) 老龄人口绝对数量大。我国 65 岁以上的老龄人口数量远超周边的一些亚洲国家。随着老龄人口的增加,医疗护理的压力变得越来越大。居家养老服务的具体需求更多在于预防保健和上门输液等轻医疗方面(图1-7、图1-8,马嘉子等,2018)。合理开展家庭医疗移动式服务有助于分散患者,减轻医疗机构诊疗压力,提高医疗效率,保证老年人方便诊疗、及时就医。家庭医疗移动式

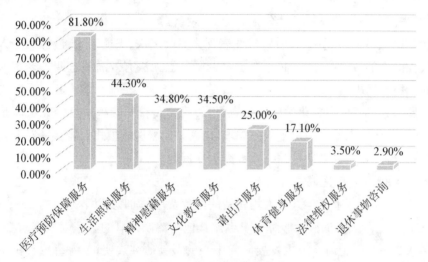

**图1-7　居家养老服务需求**

(数据引自《唐山市城市社区养老服务调查研究》)

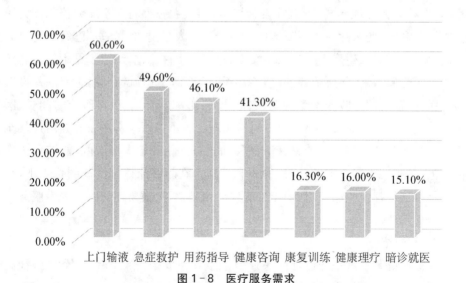

**图1-8　医疗服务需求**

(数据引自《唐山市城市社区养老服务调查研究》)

服务把医疗、养老服务通过移动式服务扩展到社区和家庭,对解决我国面临的老年人医护、养老压力,缓解医疗资源和需求之间矛盾,提高养老和医疗质量有着重要意义。

（3）未富先老加重,老龄人口内部结构变动。根据全国老龄工作委员会发布的《中国老龄事业发展统计公报（2013）》,我国老龄人口内部结构的变动将进一步加剧人口老龄化的严峻性,具体表现为高龄老人、失能老人、慢性病老人以及失独老人的数量明显增加,已有的养老服务已无法有效满足这四类老年人群的养老服务需求（郭斌,2016）。

鉴于人口我国老龄化的以上特点,可以看出传统医疗模式已经无法满足巨大、多样的老龄人口医疗卫生服务需求,而新兴家庭医疗模式更能够针对老人需求进行服务,提高养老质量并有效分配医疗资源。

### 3. 降低患者就医成本

我国65岁以上老年人口人均花费的医疗费用是65岁以下人口的2～8倍,65岁以上年龄人口的医疗服务需求也比其他年龄段人口的医疗服务需求更高,且要求更严格。上海市卫生发展研究中心的最新研究表明,上海每位市民一生中超过2/3的医疗费用发生在65岁以后,超过40%的医疗费用发生在65～84岁。而临终前两年所花费的总医疗费用中,死亡前1个月花费的住院医疗费用占比高达38%。"看病贵"已经成为我国医疗卫生领域的显著特征之一。疾病增多,医疗检测手段多样化,医疗设备增多,加上大病小病都不辞劳苦前往大医院求医的习惯,使医疗费用不断增加。对于老年人来说,"看病贵"已经成为一大难题,生活中"老人生病不想拖累子女不看病"的事件比比皆是,屡见不鲜。老年人没有工作收入,晚年所依赖的仅有微薄的养老金与先前的存款,更有一些没有购买医保、没有固定收入来源的老人（图1-9、图1-10）。面对医疗时间长、医疗需求高的的老年病、慢性病,患者时常出现无力承担医疗费用而放弃治疗甚至因为疾病返贫致贫的情况。家庭医疗移动式服务相较于大型医院,能够免去来回奔波,免去一重又一重的挂号、检查和诊疗。在新医疗体制改革的背景下,加快发展社区医疗卫生服务,为老年人提供简便高效、价廉质优的医疗卫生服务实属形势所需（许鸿燕,2017）。

### 4. 医养结合

家庭医疗移动式服务以社区医疗卫生服务为依托。除家庭医疗以外,社区医疗可以为日常养护提供保障。如在社区定期开展医疗卫生科普讲座、定期体检等,做到日常养护与疾病治疗相结合,更加有利于老龄人口的疾病治疗与健康

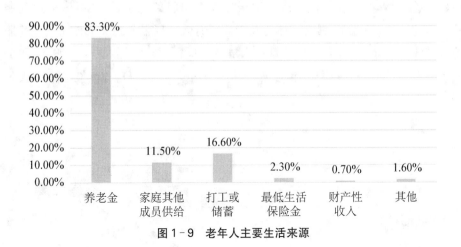

图1-9  老年人主要生活来源

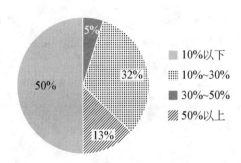

图1-10  医疗费用占老年人全部收入比重

养老。

在养老需求巨大且多元化的今天,家庭医疗针对性服务快捷、效率高、成本低等优点对于缓解我国养老压力意义重大,亟待深究。下面就家庭医疗的本身概念、研究范畴以及所需关键资源等方面进行简要介绍。

## 第三节  家庭医疗的概念、研究范畴和关键资源

### 一、家庭医疗的概念

"家庭医疗"是以社区卫生服务中心为主体,依托全科医生团队,采取签约

制、责任制服务,通过预约服务、主动服务和上门服务的形式,开展家庭医疗服务,使社区中弱势群体、困难群体能及时获得有效医疗服务的一种移动式医疗服务模式(Comondore 等,2009)。针对人群的不同需求,按需提供上门服务,服务内容以基本医疗和健康指导为主(Comondore 等,2009)。具体运行模式见图 1-11。

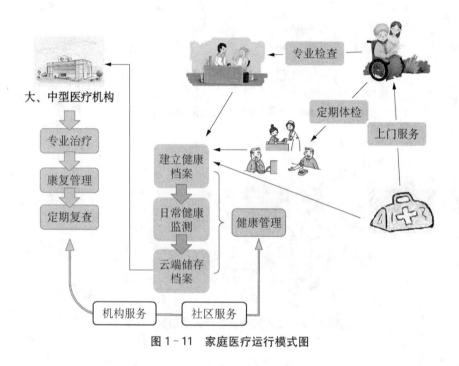

图 1-11　家庭医疗运行模式图

家庭医疗模式最初于 1859 年由英国的维兼拉斯本开创。当时正值英国进入工业化时代,由于环境的严重污染以及人口密度相对集中,国民生活条件和健康状况日趋恶化。在这一形势下英国实施了《公共卫生法》,并开始了培养地区护士的工作。日本明治维新后,社会的巨大变化致使人民群众的卫生问题突出,并由此开展了访视护理工作。在接下来的发展过程中,各个发达国家根据自身国情的需要,制订了不同的家庭医疗计划和措施,家庭医疗日趋成熟。

同时,在一些发展中国家,由于经济发展滞缓以及医疗事业发展缓慢,导致医生缺乏,甚至在一些一线城市中的医护治疗也只能由护士来配合完成。在这样的医疗条件下,家庭医疗的重要性日益突显出来。公共护士对普通家庭卫生知识的传授极大地提高了人民群众的健康水平,也提升了居民的卫生意识。随着科学技术的不断发展,今日的家庭医疗在物联网技术的支持下演变为了效率更高、服务更迅捷的家庭医疗移动式服务,为缓解我国日益繁重的养老压力做出了巨大的贡献。

家庭医疗移动式服务以家庭为单位、以签约形式开展,即每个家庭都拥有对应的家庭医生,专门负责为该家庭成员治疗日常生活中常见不复杂的疾病以及疾病的预防。其主要特点有以下。

(1)分级看病,小病与常见病首先在社区诊治,一方面缓解了大医院医疗卫生资源紧张的情况,另一方面使一些特殊人群,如慢性病患者、老年人等得到更便捷的服务,方便了群众就医,有利于提高居民生活质量,降低医疗总费用,合理配置医疗卫生资源。《2016年我国卫生和计划生育事业发展统计公报》数据显示,2016年我国入院治疗人数为17 528万人,其中前往三甲医院入院治疗的人数占比高达76%,三甲医院的就医患者越来越集中,虹吸效应也越来越严重。医生疲于应付,患者也一位医生难求(游燕霞等,2018)。通过建立家庭医疗移动式服务,可以将更多的轻医疗患者从三甲医院分离出来,但仍然可以享受到高质量、有保证的医疗服务。将轻医疗患者分散到基层社区医院或运用家庭医疗服务,使大医院集中精力诊疗重医疗,进行科学研究,分工明确,提高医疗资源分配效率。

(2)社区卫生服务机构扎根社区,社区医生与居民接触的机会较多,能较好地了解居民的生活习惯和健康状况,对居民进行长期且有规律的问诊和治疗,有利于与居民建立信任关系。因此,要注重对社区医生的培训和选拔,为家庭医生队伍建设积蓄长久力量。

(3)"小病在社区,大病进医院,康复回社区"的家庭医生制度,指明了我国医疗卫生制度改革的方向,对规范就诊和康复秩序具有较为重大的指导意义,有利于充分发挥社区优势,合理利用社区资源,促进患者分流,缓解大医院医疗资源紧张、患者"就医慢、就医难、就医贵"的局面。

## 二、家庭医疗的研究范畴

家庭医疗是基于社区医疗,调用多种医疗资源为患者提供有效医疗服务的医疗模式。顾名思义,家庭医疗的服务对象是社区家庭成员,其中老龄患者(失独老人、失能老人等)对此需求巨大。如何构建以服务老人为中心的社区家庭、社区卫生服务中心、大医院间三位一体的服务管理体系,家庭、社区、大医院三个终端之间如何调度、如何联系等都是家庭医疗发展需要研究的重要课题。目前,关于家庭医疗服务的研究主要集中在以下几个方面:

(1)针对社区家庭、社区卫生服务中心和大医院三个终端的研究,如家庭监测系统研究、社区卫生服务中心医护人员配置及医疗设备研究……其中以家庭端研究居多。

(2)针对家庭、社区、大医院之间调度管理的研究,如社区医院选址、大医院与社区医院医生团队之间的人员调度管理问题等。

(3)家庭医疗概念和意义研究,一般集中在界定家庭医疗的必要元素等。

(4)家庭医疗的模式;如政府主导还是市场主导的合理性研究,如何设置合理的管理模式等。

家庭医疗是我国在人口进入快速老龄化的背景下亟待发展的新型医疗模式。家庭医疗是什么,有什么关键元素,如何实施、如何优化,采用什么模式实施家庭医疗,如何配置医疗资源,如何达到最优化资源调度……诸如此类都是在研究家庭医疗过程中需要明晰的话题。

### 三、家庭医疗的关键资源

与传统医疗模式相同,家庭医疗所运用的关键资源也是人员、药品和设备三种。其中设备分为家庭检测设备和移动式医疗器械,药品基本相同,而人员分为医疗人员、管理人员和其他支持人员等。

不同类别的资源如下:

#### 1. 护士

可以分成全职(full time)护士和兼职(part time)护士,根据护士执业等级和患者所需护理级别不同也可继续细分。护士执业等级从低到高可划分为五个等级:护士、护师、主管护师、副主任护师和主任护师。护理分级则是指在患者住院就诊期间,医护人员对患者病情和处理难度进行评定而确定护理级别,通常采用 Barthel 指数进行量化分级(表1-1),即对患者日常活动的功能状态进行测量,得分取决于对一系列独立行为(如进食、洗澡等日常行为)的测量,总分范围是0～100。根据患者病情和自理能力(表1-2)可将护理划分为特级护理、一级护理、二级护理和三级护理。

表 1-1　Barthel 指数评定量表

| 序号 | 项目 | 完全独立 | 需部分帮助 | 需极大帮助 | 完全依赖 |
| --- | --- | --- | --- | --- | --- |
| 1 | 进食 | 10 | 5 | 0 | — |
| 2 | 洗澡 | 5 | 0 | — | — |
| 3 | 修饰 | 5 | 0 | — | — |
| 4 | 穿衣 | 10 | 5 | 0 | — |
| 5 | 控制大便 | 10 | 5 | 0 | — |
| 6 | 控制小便 | 10 | 5 | 0 | — |
| 7 | 如厕 | 10 | 5 | 0 | — |
| 8 | 床椅转移 | 15 | 10 | 5 | 0 |
| 9 | 平地行走 | 15 | 10 | 5 | 0 |
| 10 | 上下楼梯 | 10 | 5 | 0 | — |

Barthel 指数总分：＿＿＿＿＿＿分

注：根据患者的实际情况，在每个项目对应的得分上划"√"（如果总分＜60分，需要协助完成日常生活）
（数据引自于《护理分级标准》）

表 1-2　自理能力分级

| 自理能力等级 | 等级划分标准 | 需要照护程度 |
| --- | --- | --- |
| 重度依赖 | 总分≤40 分 | 全部需要他人照顾 |
| 中度依赖 | 总分 41～60 分 | 大部分需他人照顾 |
| 轻度依赖 | 总分 61～99 分 | 少部分需他人照顾 |
| 无需依赖 | 总分 100 分 | 无需他人照顾 |

2. 医生

根据执业级别不同可细分为住院医师、主治医师、副主任医师和主任医师四种。家庭医疗的范围是一般的医疗保健，即治疗一些病情较轻、转诊到大型医院或专科前的一些医疗，比如测血压、血糖，上门挂点滴……因此在一些国家家庭医疗又称为第一线医疗，而从事家庭医疗的医生通常为全科医生（general practitioners，GP）。在我国，社区卫生服务机构的医疗人员必须是根据国家规定聘请的符合条件的医疗人员。我国全面实行社区卫生服务机构医疗人员聘用制，并大力推进对相关人员的上岗培训，加强对全科医生的规范化教育，同时鼓励大、中型医疗机构的医疗人员向社区卫生服务机构流动与下沉。根据社区卫生服务需要，大、中型医疗机构可以安排本单位的医疗人员前往社区提供指导与帮扶服务。

### 3. 药品

作为医疗资源中不可或缺的重要资源，家庭医疗中需要注意的常备药品有常规普遍型药品（主要是针对常见疾病比如感冒发热、头痛腹泻等）、急救药品（针对心脑血管等疾病的急救药品如速效救心丸等）、特殊药品（该社区患者尤其是老年患者可能用到的特殊药品）等。

### 4. 医疗器械

家庭医疗移动式服务分为家庭监护和移动式服务两部分，分别需要相应的医疗器械提供监测支持，主要如下。

（1）患者监护仪——医疗检测产品：包括如心电监护（可测试患者的心电曲线来表征心脏健康状态指标）、血氧监护（可测量脉率、血氧饱和度、灌注指数）、血压监护（可测量血压、心率）、血糖仪（可测量人体的血糖指数）等。

（2）随着对健康问题的高度关注，便携式实时检测基本生理特征的家庭医疗设备需求日益增加。便携式家庭医疗设备主要通过蓝牙无线通信、传感器、医疗芯片、无线通信、嵌入式系统、数据挖掘和人机交互等关键技术将实时数据传送到手机或 PC 机端，可以达到实时检测体温、心率等人体基本生理特征的目的。常见设备有以下。

① 移动医疗设备、医用超声设备：超声刀、彩色超声成像设备及超声介入/腔内诊断设备、超声母婴监护设备、便携式超声诊断设备、超声理疗设备等四大类。

② 家庭医疗康复设备：治疗仪器如颈椎治疗仪、颈椎腰椎牵引器、理疗仪器、睡眠仪、功能床、医用充气气垫、煎药器、助听器等。

③ 家庭医疗护理设备：家庭康复护理辅助器具如供氧输气设备、氧气袋、卧床护理仪等。

除了上述关键医疗资源，还需要一些辅助性医疗资源，如理疗师、社会助理和心理学家、管理机构人员（社区党委、居委会）、专职管理人员、志愿者（大学生）以及其他支持人员和辅助性材料资源。

# 第四节　本书的概述和章节安排

## 一、本书组织结构图

本书的组织结构如图 1-12 所示。

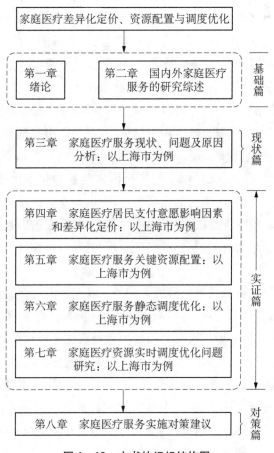

图 1-12　本书的组织结构图

## 二、本书章节概述

本书研究内容共分为八章四个板块：第一章绪论和第二章国内外家庭医疗服务研究综述构成基础篇；第三章家庭医疗服务现状、问题及原因分析：以上海市为例构成现状篇；第四、五、六、七章从不同的角度对上海市家庭医疗服务情况进行实证分析，构成第三板块实证篇；第八章家庭医疗服务实施对策建议针对以上问题根据实证分析结果给出相应的解决方案和对策，构成最后一个板块——对策篇。

第一章绪论。主要介绍家庭医疗及其运作管理的研究背景和研究意义，家庭医疗的概念、研究范畴以及关键资源，并描述本书框架以及章节安排。

第二章国内外家庭医疗服务的研究综述。主要对国内外家庭医疗服务的研究现状及成果做出综述和评述，总结国内外家庭医疗服务的优点与不足，提出存在的问题并指出后续的研究方向，为我国家庭医疗服务的继续建设提供经验。

第三章上海市家庭医疗服务现状、问题及原因分析：以上海市为例。本章旨在以上海市为例分析家庭医疗的实施现状。深入上海市进行家庭医疗服务现状调研、发现问题并分析原因。通过访谈、问卷调查等多种方法对上海市家庭医疗实施情况进行多角度调查，分析调查结果，发现上海市家庭医疗实施的主要问题并找出原因。

第四章家庭医疗居民支付意愿的影响因素与差异化定价：以上海市为例。从本章开始进入实证篇，从支付的角度出发，对医疗支付意愿的影响因素及差异化定价进行研究。内容包括国内外学者对影响支付意愿的因素和家庭医疗服务差异化定价的研究现状、模型构建及实证分析和探讨，旨在计算出合理的定价范围以供参考。

第五章家庭医疗服务关键资源能力配置：以上海市为例。本章从关键资源能力配置的角度进行实证分析，内容包括国内外家庭医疗关键资源能力配置的研究现状、家庭医疗服务中心选址的模型构建及实证分析和探讨，旨在探索较好的选址规划方式，实现对有效的医疗资源进行高效配置和利用。

第六章家庭医疗服务静态调度优化：以上海市为例。本章从家庭医疗服务静态调度的角度进行实证分析，主要研究如何在满足患者需求的情况下合理节省医疗调度成本。内容分为医疗调度的概述、国内外研究现状综述、构建模型及实证分析和探讨。希望通过相关实证分析合理安排医疗服务的调度顺序，节省医疗成本，提高患者满意度。

第七章家庭医疗资源实时调度优化问题研究：以上海市为例。本章是第六章的延续研究，旨在解决突发情况下医疗资源的实时调度优化问题，减少突发情况对家庭医疗服务质量的影响。内容分为家庭医疗资源实时调度优化概述、国内外研究现状、模型构建以及实证分析和探讨四部分。希望能够与第六章动静互补,完善家庭医疗服务资源调度优化的解决方案,节省医疗成本,提高服务质量。

第八章家庭医疗服务实施对策建议。本章为对策篇,在上述实证分析的基础上,从家庭医疗差异化、家庭医疗资源配置、家庭医疗资源调度和其他方面提出对定价、资源、人才、技术等方面的对策建议,旨在对我国家庭医疗服务发展提供参考。

# 本章小结

本章作为全书的绪论,对本书的研究背景、研究意义、研究对象进行了简单的概述,并简要介绍了本书的章节构成。在科学技术大力发展和人口老龄化加剧的现代社会,家庭医疗移动式服务应运而生。家庭医疗依托社区医疗,由全科医生、便携式医疗器械等关键资源支持,为患者(尤其是行动不便的老人)提供简便快捷的医疗服务,不仅有助于提高就医速度、降低就医成本,还有助于缓解社会医疗压力、节省社会医疗资源。本书分为四大板块八个章节,章节主要逻辑为概述→现状分析→多角度实证分析→提出对策,是一个探索现状、发现问题并提出解决方案的过程,旨在提出合理的解决方案,为我国发展家庭移动式医疗服务提供参考。

**参考文献**

[1]马嘉子,周立伟,李学沧."互联网+"居家养老模式研究[J].智慧健康,2018,4(31):24-26.

[2]郭斌.上海市居家养老医疗服务现状研究[J].潍坊工程职业学院学报,2015,28(4):67-69.

[3]许鸿燕.人口老龄化背景下社区医疗卫生服务运行问题研究[D].江西:南昌大学,2017.

[4]Comondore V R, Devereaux P J, Zhou Q, et al. Quality of care in for-profit and not-for-profit nursing homes: systematic review and meta-analysis [J]. BMJ, 2009, 339: b2732.

[5]游燕霞,黄焕明,谭小婷,等.基于O2O的2.0运营模式——居家轻医疗立体服务[J].现代商业,2018,(2):51-52.

第二章

# 国内外家庭医疗服务的研究综述

**导语**

　　家庭医疗服务是家庭和护理人员一同参与执行、保证家庭健康的一系列护理活动，需要移动医疗应用和家庭护理评估工具辅助。国外学者和实体企业在家庭医疗服务方面做出大量研究与研发，家庭医疗服务技术不断改进，不仅利于患者病情的监测诊断，还提高了医生的工作效率；反观国内家庭医疗的应用开发和学者研究仍停留在初步阶段。家庭医疗作为一种新兴的医疗卫生服务模式，探究如何做到有效远程监测患者病情及相关运作管理等具体问题，有利于扩大我国家庭医疗的范围和影响力。在研究国内外家庭医疗服务模式具体发展状况的基础上，提出家庭医疗服务模式运作管理需解决的问题值得关注。

# 第一节　家庭医疗服务概述

家庭医疗服务可泛指在家庭范围内进行的一切医疗、护理、预防、保健和康复活动。国外有学者认为家庭医疗是"家庭成员与医疗护理人员之间的互动过程,通过家庭医疗服务可以改善患者的健康状况,同时使其提高自我护理的能力,能够更好地利用资源。"(Lopez,2006;Sanford 等,2015)。国内学者认为家庭医疗是把家庭作为服务对象,以家庭医疗护理理论为指导,由家庭与护理人员一同执行参与,从而保证家庭健康的一系列护理活动(魏威等,2016)。

家庭医疗服务的专业特色包括以下。

(1)服务核心。以健康为核心,主动为服务对象提供全面且连续的、便捷的、符合个性化要求的医疗保健服务。

(2)服务重点。以预防为重点,健康管理。在"4P 医学模式"(4P medical model)——Predictive(预测)、Preventive(预防)、Personalized(个体化)和 Participatory(参与性)的指导下,发挥健康管理和中医学"治未病"的优势,以老年人患病率最高的率中和痴呆为管理重点,开展"防瘫"和"防傻"专项管理,实现早预防、早发现、早控制,达到降低发病率、复发率,延缓病程的目的。

(3)康复护理方面,注重"医康养"护教一体化,重点提升病患的自我护理能力和自我养护水平。

家庭医疗的服务特色包括以下。

(1)社区医疗与入户医疗相结合。扩大服务范围,降低医疗费用支出,提高服务效率。

(2)医疗服务与指导培训相结合。为居民建立健康档案,根据居民自身健康状况提供个性化的健康咨询、健康指导服务。

(3)医生指导与护士跟踪相结合。发挥护士的核心作用,开展护理人员入户结合社区医疗的模式,搭建起医患沟通的平台,以最大限度节省医疗成本。

(4)长期与阶段性服务相结合。医护人员对患者进行长期健康管理,同时阶段性地安排康复师等其他专业团队参与护理服务,以需求拉动和弹性工作制的方式,节约人力成本,减轻患者的经济负担。

目前,我国对于家庭医疗还没有形成成熟的运作管理模式,尚缺乏统一的规范化的服务内容和操作流程,实际开展项目也较为有限,常见的为专业技术护理,服务对象多为高龄、特殊病种群体,服务提供者主要为护理人员。国外如美国、英国、日本对于家庭医疗的应用和发展都已形成了一些值得借鉴的运作管理模式。

(1)美国:美国等发达国家的家庭医疗服务已经趋于规范化和法制化,已形成了由专业人士提供家庭医疗服务的运作管理模式。这些专业人士包括物理治疗师、执业护士、职业理疗师等,同时也包括一些独立机构和大型组织的社会工作者。各类护士的工作分为不同的专业等级,如初级保健由开业护士提供,而高度专业化的护理由专科护士提供,病例管理服务则需要经过批准许可的专业护理人员才能提供。在美国,家庭医疗费用由患者自费或长期护理保险、医疗补助、医疗保险支付。美国也使用专业家庭医疗服务工具以共享医疗护理保健的信息、数据等资源。美国用于家庭医疗护理的评估工具种类繁多,标准不一,但都具有良好的信效度,对指导家庭医疗服务具有一定作用。

(2)英国:在英国,提供家庭医疗服务通常是地方政府社会服务部门的法定责任,服务一般由居民自己直接购买。全职护士或专业护理员通常向残疾人或年老体弱人群提供每天一到两次的服务,以帮助其尽快康健。近年来,英国政府探索设计了一套新的需求评估体系,用以规范家庭医疗护理体系,实现了社会服务评估和健康需求评估的有机结合。

(3)日本:日本的家庭医疗服务制度十分完善,并且将其纳入了护理教学中。家庭医疗的服务对象涉及老、弱、残、幼及季节性发病者,不需住院治疗的慢性病患者,经住院治疗后病情较稳定、可出院进行康复修养者,其他如妇幼保健对象等。此外,还有专门针对生活不能自理的弱势人群,工作内容包括照顾他们的日常生活并丰富他们的文化生活等,如整理房间、陪聊、烧饭、洗衣、洗澡、逛公园、去医院看病和拜访亲友等。

其余如澳大利亚、加拿大等国家也探索出了一些行之有效的家庭医疗服务模式。例如,划分重点服务人群、增加服务项目和改进服务费用支付模式等。

# 第二节　家庭医疗服务国内外研究综述

## 一、家庭医疗服务国外研究综述

国外有很多学者对移动式服务在家庭医疗与护理上的运作管理进行了研

究,主要集中在家庭医疗服务过程中护理人员的分配和车辆路径调度从而减少各类成本和时间浪费。Chahed 等(2006)认为资源规划在家庭医疗组织的运作中非常重要,可通过正确管理人力和物力资源以避免流程效率低下,延误治疗和低质量的服务。很多学者(Bertels 等,2006;Eveborn 等,2006;Eveborn 等,2009;Thomsen,2006;Akjiratikarl 等,2007;Chahed 等,2009;Bennett 等,2011)对家庭医疗的人力资源规划进行了研究,但是他们都没有考虑医疗服务需求的持续性。Borsani 等(2006)认为家庭医疗管理过程中经常出现一些不确定的事件,应该在实际的计划中予以考虑,并且可以动态调整计划。但是现阶段的研究很少考虑这些动态变化的因素。为此,国外很多学者根据实际需要调整模型与算法,对家庭医疗服务进行改进。模型方法划分可大致分为以下几个类型。

### 1. 随机规划模型

很多学者建立了患者的随机规划模型来预测患者的身体情况,以便提前做预测(Taylor 等,1996;Taylor 等,1997;McClean 等,1998;Congdon,2001;Marshall 等,2002;Krahn 等,2004;Taylor 等,2000;Marshall 等,2004;Marshall 等,2005;Koizumi 等,2005;McClean 等,2007),然而这些研究都没有涉及家庭医疗系统。Punnakitikashem 等(2008)建立了一个随机规划模型用于护士分派问题。

### 2. 混合规划模型

Hertz 和 Lahrichi(2009)提出了两阶段混合规划模型去配置医疗资源。Ben 等(2009)建立了一个以最小化护士行走距离为目标的混合整数规划模型。Bekker 等(2019)使用荷兰一家养老院三个护理院的人员需求数据,建立混合整数线性规划模型,研究目前的人员配置模式对等待时间和服务水平方面的影响以及如何改善。Nasir 和 Dang(2018)建立了一个综合患者选择、护士招聘分配、家庭医疗规划的路径调度的混合整数线性规划模型。Bard 和 Purnomo(2005,2007)提出了一个整数规划模型用来进行护士调度问题,并采用分支定界、列生成和拉格朗日松弛进行求解。Gomes 等(2019)为了减少照护者每次探视之间的时间以及平衡照护者的工作量,提出了基于混合整数模型的多目标优化方法,使机构可以有效规划照护者活动,制定一个患者-护理人员的相互依赖机制。

### 3. 鲁棒模型

Carello 和 Lanzarone(2014)提出了一个基于约束鲁棒模型的家庭护理配置问题。Lanzarone 和 Matta(2014)提出了护士/患者鲁棒性配置模型以尽量减少加班并保持护理的连续性。

**4. 其他模型**

Chaieb 等(2019)使用分层优化模型将家庭医疗计划问题划分为分组、分配和路径问题,旨在为每一位医疗人员找到最优工作的同时,满足患者的需求并考虑技术的约束。Beliën 和 Demeulemeester(2008)集成了护士和手术室调度问题,并采用列生成的方法进行求解。Brunner 等(2009,2010)提出了一个针对内科医生的柔性调度方案。Lanzarone 和 Matta(2009)提出了一个线性规划模型对不同类别的家庭医疗服务者工作量均衡法方案。Mosquera 等(2019)提出一种新的基于优化的决策支持模型,对任务进行优先级排序,使任务持续时间更具灵活性以及平衡患者和护士的数量。Dogru 等(2019)坚持以患者为中心的家庭医疗原则,开发了一个合适的预约时间调度模型,从患者和医疗实践的角度设想提供理想的时间表,最小化患者等待时间、医生空闲时间和加班成本。

**5. 算法改进**

Alves 等(2018)采用多主体系统内在的分布式和智能化的特点,提出一种集中式调度算法,用于实际的家庭医疗保健中,解决医疗人员和车辆的运营管理问题。杨欣潼等(2019)基于中国特色大型社区的居家养老服务领域,改善了原始算法,使用多个实例对算法测试分析,研究如何根据老人的预约来规划护工的路径并优化工作日程调度。Lin 等(2018)针对家庭医疗服务,提出了一种包含遗传、集成和迁移方法等的算法,可以同时优化医疗人力和车辆调度的非确定性多项式困难问题。该算法包括两个模型,第一个模型旨在将护士加班和车辆路径总成本最小化,使护士满意;第二个模型考虑突发事件对原来规划的差异,使总成本最小化。Fathollahi-Fard 等(2018,2019)通过对不同类型车辆的距离进行研究,利用算法对问题上下界进行更新,得到可行性与最优性并存的解。未来该模型可以加入新的假设优化医护车辆的调配问题,同时基于拉格朗日松弛算法的三种快速启发式算法和混合构造元启发式算法提出了一种考虑不同类型车辆距离的家庭医疗问题解决方案。Alves 等(2018)利用遗传算法,对葡萄牙一座城市中家庭护理就诊车辆在路上的时间进行优化,寻找最佳的日程安排,解决医疗中心车辆调度问题。Grenouilleau 等(2019)提出了一种集合划分启发式算法,可减少车辆 37% 的路途时间,并增加连续性护理时间。Demirbilek 等(2019)提出一种新的启发式方法,基于生成的多个场景(包括随机生成的和实际日程中的请求),使用该方法安排新患者,并分析结果,确定是否接受新患者以及预约的时间。

## 二、家庭医疗服务国内研究综述

国内对家庭医疗服务应用的探究文献目前还不多,根据模型与方法划分主要可分为以下几种。

### 1. 调度模型

吴萌等(2017)针对不确定性周期性资源家庭医疗服务调度问题,提出了面向随机性周期重复需求的家庭护理资源调度模型并进行了求解,同时使用蒙特卡罗仿真方法对结果进行评价,找出符合现实中情况的最优解,以达到规划下一个周期内成本,优化服务资源(如服务人员)、客户的服务次序和线路的目的。袁彪等(2017)以家庭医疗服务中的人员调度及路线优化问题作为研究对象,建立了考虑多类型护理人员约束的数学模型,并将其转化为一个基于集划分的主问题以及若干个基于资源约束的最短路径的子问题,一个子问题对应一类护理人员。根据多类型护理人员约束的特点,设计了列生成算法和分枝定价算法对问题求解。陶杨懿等(2017)针对护理人员日常调度问题,考虑了同时服务需求量、服务时间窗、医护人员等级与客户需求匹配等约束,以总运营成本最小化为目标建立了数学模型。

### 2. 层次优化模型

康丽等(2017)将时间窗多期、多车辆的复杂路径规划问题分解为资源分配、护理计划和路径规划问题,建立了一个层次优化模型来平衡服务人员,设计了一个遗传算法来求解大规模资源分配问题。也有学者对家庭智能医疗系统的设计进行探索。

### 3. 系统改进

宗文红等(2015)提出了基于移动医疗技术的居民健康管理的流程,建立了全方位的健康管理系统架构,分析了实现全面居民健康管理待解决的问题,并给出了相关建议和思考。邓祥茜等(2017)对智能家庭医疗系统的必要性、优缺点及商业模式、营销模式进行分析,得出智能家庭医疗系统仪器操作简便、测量精度高,将促进未来医疗和保健事业的发展。李依宸(2019)为解决老年人慢性病的实时监测及急性病的突发问题,提出由智能医疗终端、服务器、客户端三大模块组成的家庭智能医疗监护系统。

### 4. 算法改进

彭欢(2017)建立了基于机会约束规划理论的居家养老上门护理人员路径优化问题的数学模型,对基本遗传算法进行改进,最终设计并实现了居家养老上门护理人员调度系统,为居家养老运营提供决策支持。卓艺赫等(2015)针对周期性服务需求的家庭医疗与护理资源管理问题,提出了一种基于插入法和节约算法的禁忌算法。该算法综合考虑客户接受服务的日期、客户的服务等级和客户访问次序,为家庭护理管理和计划调度问题提供了新的算法设计优化思路。

# 第三节　国内外家庭医疗服务应用综述

家庭医疗移动式服务主要由两部分组成:一是移动式服务;二是家庭监护服务。两者均需要对应的应用工具提供支持。

## 一、移动医疗应用

目前,国外家庭医疗服务使用的移动医疗应用主要有以下 4 类。

### 1. 信息/通信

(1)约诊提醒和治疗提示:通过手机应用程序 APP 的自动提醒功能可以有效降低国家卫生系统成本。

(2)测试结果和患者数据管理:智能手机可以收集处理用户数据,然后以统计表的形式反馈给用户。这对于显示健康管理和减肥领域上的结果十分有效。

(3)健康信息:涵盖医院信息,患者的过敏史、用药史及健康保健知识。

### 2. 监测

(1)监测患者情况和位置:主要用于慢性病的监测管理,实现实时监控患者的生命体征,如利用智能设备定位患者,收集患者健康状况的信息,当体征数据低于或者高于既定的正常指标时,向医生传达异常。

(2)药物遵从性:在泰国,医护人员定期打电话提醒患者服药。通过该方法,患者的药物遵从性高达 95%。

(3)医疗物资或设备的实时连接:例如,美国高通公司推出的家庭医疗服务中心平台,通过检测仪器可以感应到血压监测仪、血糖检测仪等不同厂商的设备信号,然后将信号输送到云数据库供医疗人员参考。

### 3. 监控

监控类应用使用最多的地区是在传染病高频爆发的欠发达国家,功能包括预防疾病发生、灾害救援、确定医疗员工位置等,能够最大限度预防和减少传染性疾病的蔓延。

## 4. 诊断

主要分为诊断支持和远程医疗两个方面,是提供移动医疗服务的基础,使患者在家就能接受医生的诊疗。

瑞典市场研究公司 Berg Insight 的调查显示,自 2014 年开始,全球使用家庭监控设备的患者数量年复合增长率为 40％左右,到 2018 年这一数量达到 1 800 万(图 2-1),预计到 2020 年将有 3 600 万个使用家庭监控设备的患者。公司表示,许多社会护理项目使用家庭医疗监控系统的目的是通过使用远程医疗技术和远程护理来实现家庭护理从而减少医疗费用,优化医疗资源配置。

**2013—2018 年利用家庭监控系统的患者(百万)**

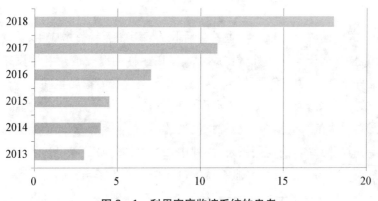

**图 2-1　利用家庭监控系统的患者**

在理论方面,许多学者从不同角度对移动医疗服务的相关应用也进行了研究(严春美等,2013)。Liang 等(2011)对紧急呼救方案移动医疗服务进行了设计。Liu 等(2011)提出使用苹果系统作为医疗数据传输的平台,并进行了二次开发。

与此同时,更多的企业也致力于移动医疗应用的研发(刘杰,2006;曾友燕等,2006)。例如,爱立信研制的 MobiHealth 系统,可以通过给患者佩戴传感器,进而通过数据传输以便供医生进行有效的诊断和监控。通过一系列实验可以得出的结果有:移动医疗服务系统能够提高医生工作效率,同时这个系统能够正确运行的关键是要在网络传输和硬件设备上作出改进。

图 2-2 为人均医疗器械费用。由此可见,中国的家庭医疗和世界发达国家还有差距,需要进一步的提高。

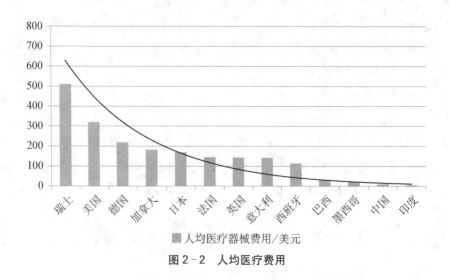

图 2-2　人均医疗费用

目前,国内的移动医疗应用主要包括电子病历和无线查房应用、移动护理工作站应用、移动远程诊疗和社区健康管理应用。移动医疗应用利用网络技术为社区居民提供个人健康管理服务,为家庭、社区医生和专家医生间创造简单快捷的沟通方式。例如,基于 3G 的移动医疗应急自救系统的设计(李国玺,2009)、基于传感器技术的移动应急平台架构的设计(刘方斌等,2014)、中南大学湘潭医院的 24 小时应急平台的应用系统(胡建中,2014)、3F MEDICAL 的 eEMS 急救移动医疗信息系统等。其中自救系统的设计包括 6 个子系统,分别为客户端、数据库子系统、呼叫应答子系统、电子专家子系统、地理信息系统和各医疗机构的子系统。

在面向家庭的移动医疗方面,云君瑞网络家庭智慧云平台集成了家庭远程医疗、老年人呼叫系统、老年健忘提醒系统、智能家居和防盗报警五大子系统,通过 GPRS 将所需要传输的各种数据上传至云平台。传输的数据主要包括心电图数据、血氧饱和度、心率、血压、血糖数值和体温等。云平台收到数据后即可有效地安排医生和护士上门服务,从而提高患者的满意度。国内家庭医疗集中于对电子病历、社区健康管理等信息的存储,目前也已有企业加快脚步研发涵盖呼叫、应急等多种功能的家庭医疗服务系统,但仍与世界发达国家有所差距。

## 二、家庭护理评估工具

家庭护理评估工具可以分为以下三类。

(1) 照顾者的自我评估问卷:以社区为基础制定量表包含 16 个条目,适合评估照顾者的抑郁情况,能够对老年人家庭照顾者提供心理治疗。

(2)照顾者的简要评价量表:评估内容主要包括测量家庭照顾者的心理需求和支持需求,如焦虑、负担等。

(3)家庭偏好指数:该量表包括家庭照顾者对参与照顾老年人的需求,得分越高说明需求越大,其中包括对老年人的直接护理和支持性照顾。

国外十分重视对家庭护理评估系统的开发与研究,家庭护理评估系统也日趋完善和独立(曾友燕等,2006)。例如,美国杜克大学研制的关于服务与资源评估的问卷已成为目前应用较为广泛的综合评估工具,通过该问卷可以得知老年人的健康和身体功能状况,并指导制订护理计划。澳大利亚的家庭医疗服务对象主要是老年人,因此家庭护理评估工具也多适用于老年人,由专门的老年人评估小组组织实施的老年护理服务申请和审批表被广泛使用。

相对而言,我国对家庭护理评估工具的研究相对较少。如李学文等(2018)根据家庭病床患者常见的 7 种安全问题建立评估量表,设置家庭健康档案,应用护理安全风险评估体系。田家利等(2019)尝试通过翻译,并采用 Beaton 简洁六步法对 Inter-RAI 家庭护理评估量表进行跨文化调试,形成了中文版的 Inter-RAI 家庭护理评估量表,经测试该量表在社区居家老年人群体中信效度较好。张歆薇等(2019)应用 Friedman 家庭评估模式实施了系统的家庭护理干预,但评估系统所使用的工具为自行设计问卷,问卷质量及问卷的有效性较低。由于我国对家庭护理评估系统欠缺乏重视,使评估工具推广性和可行性不足,从而令家庭护理事业发展受到一定的阻碍。未来我国仍需要找到更为科学、合理、有效的家庭护理评估方法。

# 第四节　家庭医疗相关研究的评述

本文主要研究家庭医疗的国内外的具体发展状况,并提出在我国扩大家庭医疗范围和影响力的可实行性方案,同时研究对于家庭医疗发展具有重要意义的关键资源并加以强化。

目前尚存的问题主要如下。

问题一:家庭医疗服务流程有待进一步规范。

问题二:家庭医生人力资源不足。

问题三:社区卫生服务使用者参与签约家庭医生的意愿不高。

问题四：日常远程监护中,管理多个用户生理信息时,遇到大量的信号输入可能导致网络阻塞问题。

问题五：作为一种新兴的移动式医疗服务模式,缺乏成熟有效的考核机制。

问题六：家庭各医疗研究方法的数据来源没有真实性,因关注成本最小化而在寻找最优解的时候花费时间太长。

可待研究的问题点如下。

研究点一：家庭医疗规范服务流程的可行性研究。

研究点二：家庭医生和护士等资源分配的动态调度问题。

研究点三：分析社区首诊、服务满意度等因素对社区卫生服务利用者签约家庭医生的影响程度。

研究点四：研究远程医疗监控设备对于独居老人或慢性病患者的效用价值。

研究点五：关于家庭医生的绩效考核问题的解决方案。

研究点六：不确定条件下,家庭医疗资源的合理配置问题。

和国外相比,我国的家庭医疗还有进一步发展的空间。现行的社区家庭医生责任制度仅在国内的一些大城市实施,在全国范围内的普及率还有待提高,因此我们要转变服务对象,扩大服务范围。我国对家庭医疗服务的宣传力度不够,居民对其了解程度不高。

借鉴国外定期对家庭医生和护士进行培训和指导的经验,我国应该提升家庭医生服务能力,建立有效的绩效考核制度,同时健全我国医疗保健制度,提升服务对象的信任度,从而提高签约率。具体地,可总结为以下几点。

(1)扩大家庭医疗服务范围：目前,医院大多数家庭医疗服务依托医院信息系统(HIS)开展,仅涉及医疗服务的部分流程,且仍然是"以医院为中心"。随着移动运营商的加入和网络通信技术的发展,基于医疗信息化的移动医疗服务能力和对象应该扩大到社会化医疗服务,体现家庭医疗"以患者为中心"的理念。一方面个人用户需要更为快捷和人性化的服务,另一方面医疗提供者则需要改变原有的服务模式,设计合理的家庭医疗模式,简化医疗服务流程。

(2)提供满足居民需求的家庭医疗服务：家庭医疗涉及的对象包括患者和医生,需要针对两者不同的需求提供差异化的移动医疗服务和支持性服务。针对患者,需要提供关于疾病、治疗方式和药品等的咨询服务；针对医生,需要提供临床指南和治疗指导等,利用远程医疗为偏远地区的医生提供手术观摩等。

(3)培养用户的黏附度：家庭医疗服务重在普及预防保健知识,实现对重大疾病的"早预防",而非对重大疾病的诊治。将网络信息传递便捷、高效等特点与移动医疗整合,推出针对各类用户的定制服务。比如,通过信息推送等形式提供专家的详细信息,提醒用户服药和就诊等。

（4）加强合作,促进技术融合：家庭医疗的发展需要促进技术和医疗领域的融合,但目前的实际情况是懂医学的不懂技术,懂技术的不懂医学。首先,应加强相关人才的培养。其次,应设置专门的医疗技术部门,聘请专业人士组成咨询委员会,促进对相关技术的研发及合作管理,并在各个环节建立良好的沟通渠道,确保获取的健康数据准确。

# 本章小结

本章对家庭医疗服务概念进行了界定,对其服务及专业特色进行了介绍。国外很多学者较早就意识到资源规划在家庭医疗组织运作中的重要性,并且对此进行了大量的研究及模型算法的修正改进。对此,国内学者研究起步较晚,篇幅较少,模型方法仍有提升改进的空间。目前,家庭医疗服务具体涉及移动医疗应用和家庭护理工具。国外移动医疗应用偏向通信、监测监控及诊断,并且企业也致力于移动平台的开发,以提高家庭医疗效率,国内移动医疗集中于电子病历、社区健康管理等信息的存储。目前,也已有企业加快对移动平台包括呼叫、应急等涵盖多种功能的医疗居家系统,但仍与世界发达国家有差距。国外家庭护理评估工具种类繁多,各个国家拥有自己的体系规范;相较而言国内家庭护理评估工具有效性较低,仍有较大发展空间。家庭医疗服务在国内发展前景广,意义大,目前仅集中在大城市实施。应加大宣传,转变医疗服务对象,扩大移动家庭医疗服务范围;以用户为中心,增加用户黏度;加大技术融合等。这些都值得国内研究人员深度思考改进。

**参考文献**

［1］Lopez S H. Emotional labor and organized emotional care：Conceptualizing nursing home care work［J］. Work Occup, 2006,33(2)：133 - 160.

［2］Sanford A M, Orrell M, Tolson D, et al. An international definition for "nursing home"［J］. J Am Med Dir Assoc, 2015,16(3)：181 - 184.

［3］魏威,张尚武,熊巨洋.我国构建家庭医疗签约服务制度的机制探讨［J］.中国全科医学,

2016,19(10): 1129 - 1132.

[ 4 ] Chahed S, Dallery Y, Matta A, et al. Operations management related activities in home health care structures [C]. INCOM (Information Control Problems in Manufacturing) conference, 2006: 641 - 646.

[ 5 ] Bertels S, Fahle T. A hybrid setup for a hybrid scenario: combining heuristics for the home health care problem [J]. Comput Oper Res, 2006,33(10): 2866 - 2890.

[ 6 ] Eveborn P, Flisberg P, Rönnqvist M. Laps Care-an operational system for staff planning of home care [J]. Eur J Oper Res, 2006,171(3): 962 - 976.

[ 7 ] Eveborn P, Rönnqvist M, Einarsdóttir H, et al. Operations research improves quality and efficiency in home care [J]. Interfaces, 2009,39(1): 18 - 34.

[ 8 ] Thomsen K. Optimization on home care [D]. Technical University of Denmark, DTU, DK-2800 Kgs. Lyngby, Denmark, 2006.

[ 9 ] Akjiratikarl C, Yenradee P, Drake P R. PSO-based algorithm for home care worker scheduling in the UK [J]. Comput Ind Eng, 2007,53(4): 559 - 583.

[10] Chahed S, Marcon E, Sahin E, et al. Exploring new operational research opportunities within the home care context: the chemotherapy at home [J]. Health Care Manag Sci, 2009,12(2): 179 - 191.

[11] Bennett A R, Erera A L. Dynamic periodic fixed appointment scheduling for home health [J]. IIE Trans Healthc Syst Eng, 2011,1(1): 6 - 19.

[12] Borsani V, Matta A, Beschi G, et al. A home care scheduling model for human resources [C]. 2006 International conference on service systems and service management. IEEE, 2006,1: 449 - 454.

[13] Taylor G, McClean S I, Millard P H. Geriatric-patient flow-rate modelling [J]. Math Med Biol, 1996,13(4): 297 - 307.

[14] Taylor G, McClean S I, Millard P H. Continuous - time Markov models for geriatric patient behaviour [J]. Appl Stoch Models Bus Ind, 1997,13(3 - 4): 315 - 323.

[15] McClean S I, Millard P H. A three compartment model of the patient flows in a geriatric department: a decision support approach [J]. Health Care Manag Sci, 1998,1 (2): 159 - 163.

[16] Congdon P. The development of gravity models for hospital patient flows under system change: a Bayesian modelling approach [J]. Health Care Manag Sci, 2001,4(4): 289 - 304.

[17] Marshall A H, McClean S I, Shapcott C M, et al. Modelling patient duration of stay to facilitate resource management of geriatric hospitals [J]. Health Care Manag Sci, 2002, 5(4): 313 - 319.

[18] Krahn M, Wong J B, Heathcote J, et al. Estimating the prognosis of hepatitis C

patients infected by transfusion in Canada between 1986 and 1990[J]. Med Decis Mak，2004,24(1)：20 - 29.

[19] Taylor G J, McClean S I, Millard P H. Stochastic models of geriatric patient bed occupancy behaviour [J]. J R Stat Soc Ser A-Stat Soc, 2000,163(1)：39 - 48.

[20] Marshall A H, McClean S I. Using Coxian phase-type distributions to identify patient characteristics for duration of stay in hospital [J]. Health Care Manag Sci, 2004,7(4)：285 - 289.

[21] Marshall A, Vasilakis C, El-Darzi E. Length of stay-based patient flow models：recent developments and future directions [J]. Health Care Manag Sci, 2005,8(3)：213 - 220.

[22] Koizumi N, Kuno E, Smith T E. Modeling patient flows using a queuing network with blocking [J]. Health Care Manag Sci, 2005,8(1)：49 - 60.

[23] McClean S, Millard P. Where to treat the older patient? Can Markov models help us better understand the relationship between hospital and community care [J]. J Oper Res Soc, 2007,58(2)：255 - 261.

[24] Punnakitikashem P, Rosenberger J M, Behan D B. Stochastic programming for nurse assignment [J]. Comput Optim Appl, 2008,40(3)：321 - 349.

[25] Hertz A, Lahrichi N. A patient assignment algorithm for home care services [J]. J Oper Res Soc, 2009,60(4)：481 - 495.

[26] Ben Bachouch R, Fakhfakh M, Guinet A, et al. Planification de la tournée des infirmiers dans une structure de soins à domicile [J]. Gestion et Ingénierie des SystEmes Hospitaliers (GISEH08), EPFL (Ecole Polytechnique Fédérale de Lausanne), Switzerland, 2009：4 - 6.

[27] Bekker R, Moeke D, Schmidt B. Keeping pace with the ebbs and flows in daily nursing home operations [J]. Health Care Manag Sci, 2019,22(2)：350 - 363.

[28] Nasir J, Dang C. Solving a more flexible home health care scheduling and routing problem with joint patient and nursing staff selection [J]. Sustainability, 2018,10(1)：148 - 170

[29] Bard J F, Purnomo H W. Hospital-wide reactive scheduling of nurses with preference considerations [J]. IIE Trans, 2005,37(7)：589 - 608.

[30] Bard J F, Purnomo H W. Cyclic preference scheduling of nurses using a Lagrangian-based heuristic [J]. J Sched, 2007,10(1)：5 - 23.

[31] Gomes，M. I. , & Ramos, T. R. P. Modelling and (re-)planning periodic home social care services with loyalty and non-loyalty features [J]. Eur J Oper Res, 2019,277(1)，284 - 299.

[32] Carello G, Lanzarone E. A cardinality-constrained robust model for the assignment problem in home care services [J]. Eur J Oper Res, 2014,236(2)：748 - 762.

[33] Lanzarone E, Matta A. Robust nurse-to-patient assignment in home care services to minimize overtimes under continuity of care [J]. Oper Res Health Care, 2014,3(2): 48 - 58.

[34] Chaieb M, Jemai J, Mellouli K. A decomposition-construction approach for solving the home health care scheduling problem [J]. Health Care Manag Sci, 2019: 1 - 23.

[35] Beliën J, Demeulemeester E. A branch-and-price approach for integrating nurse and surgery scheduling [J]. Eur J Oper Res, 2008,189(3): 652 - 668.

[36] Brunner J O, Bard J F, Kolisch R. Flexible shift scheduling of physicians [J]. Health Care Manag Sci, 2009,12(3): 285 - 305.

[37] Brunner J O, Bard J F, Kolisch R. Midterm scheduling of physicians with flexible shifts using branch and price [J]. IIE Trans, 2010,43(2): 84 - 109.

[38] Lanzarone E, Matta A. Value of perfect information in home care human resource planning with continuity of care [C]. Proceedings of the 35th conference on Operational Research Applied to Health Services (ORAHS 2009),2009,(17).

[39] Mosquera F, Smet P, Berghe G V. Flexible home care scheduling [J]. Omega, 2019, 83: 80 - 95.

[40] Dogru A K, Melouk S H. Adaptive appointment scheduling for patient-centered medical homes [J]. Omega, 2019,85: 166 - 181.

[41] Alves F, Pereira A I, Barbosa J, et al. Scheduling of home health care services based on multi-agent systems [C]. International Conference on Practical Applications of Agents and Multi-Agent Systems. Springer, Cham, 2018: 12 - 23.

[42] 杨欣潼,张婷,白丽平,等. 社区居家养老服务的预约调度与路径规划问题研究: 基于改善蚁群算法[J]. 系统工程理论与实践,2019,39(5): 1212 - 1224.

[43] Lin C C, Hung L P, Liu W Y, et al. Jointly rostering, routing, and rerostering for home health care services: A harmony search approach with genetic, saturation, inheritance, and immigrant schemes [J]. Comput Ind Eng, 2018,115: 151 - 166.

[44] Fatollahi-Fard A M, Hajiaghaei-Keshteli M, Mirjalili S. A set of efficient heuristics for a home healthcare problem [J]. Neural Comput Appl, 2019: 1 - 21.

[45] Fatollahi-Fard A M, Hajiaghaei-Keshteli M, Tavakkoli-Moghaddam R. A Lagrangian relaxation-based algorithm to solve a Home Health Care routing problem [J]. Int J Eng, 2018,31(10): 1734 - 1740.

[46] Alves F, Pereira A I, Fernandes A, et al. Optimization of home care visits schedule by genetic algorithm [C]. International Conference on Bioinspired Methods and Their Applications. Springer, Cham, 2018: 1 - 12.

[47] Grenouilleau F, Legrain A, Lahrichi N, et al. A set partitioning heuristic for the home health care routing and scheduling problem [J]. Eur J Oper Res, 2019,275(1): 295 -

303.

[48] Demirbilek M, Branke J, Strauss A. Dynamically accepting and scheduling patients for home healthcare [J]. Health Care Manag Sci, 2019,22(1)：140－155.

[49] 吴萌,刘冉,江志斌,等.不确定性周期性家庭护理资源调度[J].工业工程,2017,20(1)：51－58.

[50] 袁彪,刘冉,江志斌. 多类型家庭护理人员调度问题研究[J]. 系统工程学报,2017,32(1)：136－144.

[51] 陶杨懿,刘冉,江志斌. 具有同时服务需求的家庭护理人员调度研究[J]. 工业工程与管理,2017,22(3)：120－127.

[52] 康丽.基于时间窗的家庭医疗护理人力资源分配[D].上海：上海交通大学,2016.

[53] 宗文红,陈晓萍.国外移动医疗监管对我国的启示[J].中国卫生信息管理杂志,2015,(4)：340－345.

[54] 邓祥茜,蒙静雯,吕柏锋,等.智能家庭医疗系统[J].科技视界,2017,(27)：5＋120.

[55] 李依宸.家庭智能医疗系统设计[J].电子制作,2019,(06)：44－46.

[56] 彭欢.居家养老上门护理人员调度问题研究[D].广东：广东工业大学,2017.

[57] 卓艺赫,刘冉,华怡慷.周期性家庭医疗护理问题的禁忌求解算法[J].中国科技论文,2015,(14)：1714－1720.

[58] 严春美,吕晓荣,许云红.移动医疗服务技术研究进展与发展前景[J].传感器与微系统,2013,32(2)：1－3.

[59] Liang X H, Lu R X, Chen L, et al. Pec：A privacy-preserving emergency call scheme for mobile healthcare social networks [J]. J Commun Netw, 2011,13(2)：102－112.

[60] Liu C, Zhu Q, Holroyd K A, et al. Status and trends of mobile-health applications for iOS devices：A developer's perspective [J]. J Syst Softw, 2011,84(11)：2022－2033.

[61] 刘杰.移动医疗等待启动[J].中国医院院长,2006,(23)：64－68.

[62] 曾友燕,王志红,周兰妹,等.国内外家庭护理需求评估工具的研究现状与启示[J].护理管理杂志,2006,6(5)：27－29.

[63] 李国玺.基于3G的移动医疗应急自救系统的设计与实现[D].上海：复旦大学,2009.

[64] 刘方斌,王修来,杨霜英,等.基于传感器技术的移动应急医疗平台架构设计[J].中国数字医学,2014,(11)：26－28.

[65] 胡建中.移动医疗如何24小时支持医疗服务[J].中华医学信息导报,2014,(16)：20.

[66] 李学文,麦艳冰,黄旭娟.护理安全风险评估系统在综合性社区家庭病床患者中的应用[J].齐鲁护理杂志,2018,24(3)：112－114.

[67] 田家利,刘宇,张素,等.家庭护理评估量表的汉化和信效度检验[J].中华护理杂志,2019,54(2)：199－205.

[68] 张歆薇,崔香淑.基于Friedman家庭护理评估模型的个案研究——以护生为例[J].健康之友,2019,(10)：279.

# 第三章

# 家庭医疗服务的现状、问题及原因分析：
# 以上海市为例

**导语**

早在 2003 年，上海市就开始了对家庭医疗服务模式的探索，以优先服务重点人群转向覆盖全人群、加强信息化一体建设、整合医疗资源等。各个社区相继建立社区卫生服务试点，探索适合在中国推进的家庭医疗服务模式。2011 年，家庭医生签约制度将家庭医疗服务的发展推向另一个高潮，居民签约率逐年上升，家庭医疗覆盖范围逐渐扩大。

然而，对上海市家庭医疗服务现状的调查发现，社区卫生服务中心普遍存在着医疗人员、药品和器械设备不足的现象，家庭医疗服务的实际效果并不显著，传统就医观念大大限制了家庭医疗的发展。我们应该高度关注家庭医疗的实施现状和制约家庭医疗服务发展的因素，及时改进家庭医疗服务的运作管理。

# 第一节　上海市家庭医疗的现状

## 一、上海市家庭医疗发展历程

从 2003 年开始，上海市就在黄浦区、长宁区、普陀区、浦东新区等地确立了十一个社区卫生服务试点，要求"探索以'全科团队'形式开展社区卫生服务"，以实现转换服务模式的目标。

长宁、徐汇区、闵行区、青浦区和金山区从 2006 年开始，就已经立足于社区卫生服务发展现状，自主地逐步展开了对家庭医生服务制的研究、讨论与推广（表 3-1；余澐等，2011）。

表 3-1　上海市 5 个典型区试行家庭医生制主要做法

| | 长宁区 | 徐汇区 | 闵行区 | 青浦区 | 金山区 |
|---|---|---|---|---|---|
| 项目名称 | 责任制医生 | 全科医生户籍制 | 家庭医生责任制 | 户籍责任医生制 | 家庭责任医生制 |
| 实施时间 | 2009 年 | 2006 年 | 2008 年 | 2008 年 | 2009 年 |
| 实施范围 | 在试点基础上全区推广 | 枫林社区卫生服务中心试点 | 全区试点 | 在部分地区试点 | 在试点基础上全区推广 |
| 服务对象 | 常住居民 | 户籍居民 | 常住居民 | 重点人群 | 常住居民 |
| 服务数量 | 1 个居委 1 名全科医师 | 1 000～2 000 人 | 每个团队 2 万居民 | | 1 000～2 000 人 |
| 是否签约 | 是 | 否 | 是 | 否 | 否 |
| 联系制度 | 有 | 有 | 有 | 有 | 有 |
| 组织架构 | 社区中心-团队-家庭医生 | 社区中心-团队-家庭医生 | 社区中心-团队-家庭医生 | 社区中心-团队-家庭医生 | 社管中心-社区中心-团队 |
| 服务内容 | 健康档案＋基本医疗＋公共卫生 | 基本医疗＋公共卫生 | 基本医疗＋公共卫生 | 健康档案＋基本医疗＋公共卫生 | "十个一"便民利民措施 |
| 管埋考核 | 分级绩效考核 | 分级绩效考核 | 分级绩效考核 | 分级绩效考核 | 分级绩效考核 |
| 试点特色 | 签约 | 五员合一 | 信息化 | 立足农村 | 利民举措 |

　　截至 2010 年第三季度末,长宁、闵行等十个区的家庭医生服务制的推广逐见成效,十区总计拥有超过 70 个社区卫生服务中心,社区卫生服务站近 200 个,并且在村卫生室开展的家庭医生制试点也有 280 个以上。

　　自 2011 年 4 月起,全面推行家庭医生制度作为上海市医药卫生体制改革的五大基础性工程之一,已经开始进行试点推广。公开资料显示长宁、静安、闸北、徐汇、杨浦、浦东、闵行、宝山、青浦、金山十个区县,共计 136 家社区卫生服务中心参与了家庭医生制度构建,涵盖了 2 277 名家庭医生,签约居民达 374 万。与此同时,上海和多家著名的三甲医院以及县级中心医院合作,建立起 15 个全科医师临床培训基地,以及 30 个社区实习基地。

　　目前,上海进行的家庭医生制度的特征和具体内容是:①家庭医生与居民签约,对签约居民及家庭提供基本医疗卫生服务,开展健康管理服务,做到防治结合;②以家庭医生为核心,进行团队服务,同时社区卫生服务中心充分利用各类资源,提供技术支撑与后盾保障;③完善全科专科双向转诊方式,并逐渐形成家庭医生首诊制(引自家庭医生制度问答-东方网,http://sh. eastday. com/m/20130327/u1a7286827. html,袁松禄)。

　　在 2013 年 3 月,上海市相关部门出台了《关于本市全面推广家庭医生制度的指导意见》(沪卫基层〔2013〕007 号),旨在指导上海各区县深化改革,建立起符合本市实际情况的家庭医生制度。上海市家庭医疗卫生服务人次数和各机构家庭卫生服务人次数如图 3-1 和图 3-2 所示。

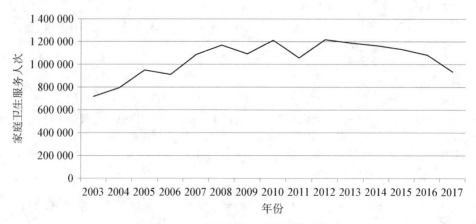

**图 3-1　上海市家庭卫生服务人次数**

(数据引自 2004～2017 年度《中国卫生和计划生育统计年鉴》和 2018 年度《中国卫生健康统计年鉴》)

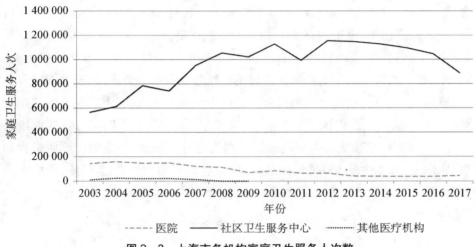

**图 3-2　上海市各机构家庭卫生服务人次数**

（数据引自 2004～2017 年度《中国卫生和计划生育统计年鉴》和 2018 年度《中国卫生健康统计年鉴》）

在 2014 年首届"上海市十佳家庭医生"颁奖会上，上海市副市长翁铁慧表示，家庭医生制度在上海市的推行要实施"三步走"战略：第一步，到 2013 年实现 180 家社区卫生服务中心开展家庭医生制度的建设目标；第二步，到 2014 年底全市所有社区卫生服务中心均要开展家庭医生制度建设；第三步，到 2020 年上海常住居民都可得到签约家庭医生的服务。其发展历程如图 3-3 所示。

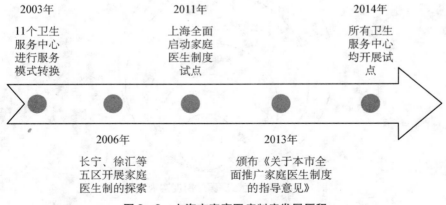

**图 3-3　上海市家庭医疗制度发展历程**

到 2014 年，试点工作已进行到第三步，全市所有卫生服务中心都已进行了家庭医生制度的建设。全市社区卫生服务中心超过 3/4 实现了社区内村委、居委均配备家庭医生,全市拥有 15% 以上的签约居民。

启动家庭医生签约服务以来,上海家庭医生签约覆盖的范围在稳步扩大。据 2018 年上海家庭医生签约服务进展情况新闻发布会的消息,截至 2018 年,上海家庭医生"1+1+1"医疗机构组合共签约居民 666 万人,其中常住居民签约率达到 30%,国家卫健委十类重点人群(65 岁以上老人、孕产妇、儿童、高血压患者、糖尿病患者、结核病患者、残疾人、计划生育特殊家庭、严重精神障碍患者和贫困家庭)签约率为 54%;高血压患者、糖尿病患者签约率超过 84%;残疾人和计划生育特殊家庭签约率超过 70%。

## 二、上海市各区域家庭医疗模式特色

为了更具体地了解上海在试点家庭医生制度过程中的创新之举,笔者从家庭医生制度的推行模式、信息化建设、资源整合及分配体制几个方面,分别挑选出了长宁区、闵行区、潍坊街道和普陀区的举措来进行阐述。

### 1. 长宁区——按五层同心圆结构开展制度推广

从 2008 年开始,长宁区遵从居民医疗卫生服务需求,分阶段构建家庭医生制度(图 3-4)。

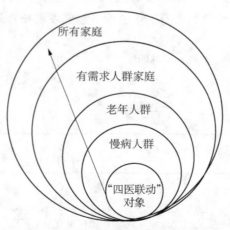

所有家庭
有需求人群家庭
老年人群
慢病人群
"四医联动"对象

图 3-4 长宁区家庭医生制度实现路径

最里层圆形代表"四医联动"保障制度中的六类困难人员,长宁区结合保障制度构建家庭医生制度。

在"四医联动"保障人群被覆盖到家庭医生制度后，长宁区在社区中接受了相关卫生服务的人群如慢性病人群、残疾人群、老年人等，以基本医疗为突破口开展公共卫生服务，将其包含进家庭医生覆盖范围。最后，将家庭医生制度推广覆盖到全部家庭人群（葛敏等，2012）。

目前，长宁区家庭医生签约已拓展至有需求的部分亚健康、健康人群。通过这种循序渐进的方式，长宁区的居民逐步认识到了家庭医生对健康管理的重要意义，减小了制度推广中的阻力。截至 2018 年 9 月，长宁区家庭医生签约居民达 34.44 万，签约率达 52.89%，有效签约比为 71.46%（一年内近一半门诊由家庭医生完成，即记为有效签约），签约对象的家庭医生定点就诊率为 47.48%，社区定点就诊率更高，为 78.73%。大多数居民选择提前预约就诊，预约门诊率为 64.00%，预约门诊履约率为 99.94%。实施家庭医生制度后，长宁区逐渐实现了有序医疗（江萍，2019）。

### 2. 闵行区——信息化助力家庭医生制度建设

闵行区建立以市五院和闵行区中心医院为首，覆盖地区、社区、村各级医疗中心的信息网络体系，方便居民复诊治疗并优化预约过程。信息网络体系的构建的确起到了方便居民的作用，居民只需在社区医生平台预约，便能预约专家号，在约定时间在中心就诊。通过医生把关，居民找到真正需要的医生，家庭医生也负起了健康守护者的职责。

当然，闵行区在这方面的探索还在继续。据报道，上海市首个在线家庭医生项目在本区的龙柏社区卫生服务中心正式开展，首批被覆盖的 40 户居民通过有线电视即可向签约医生远程问诊。据悉，这种就诊模式将在上海市进行全面推广，其所需技术准备已经妥善解决。

### 3. 潍坊街道——按三类人群分配家庭医疗资源

浦东新区潍坊社区卫生服务中心服务的人口超过 10.8 万，现有全科医生 54 名，自 2011 年开始家庭医生签约工作起，2012—2015 年与家庭医生签约的居民分别占当年辖区总人口的 26.3%、37.9%、43.1% 和 46.2%。为落实家庭医生制度，潍坊社区自 2015 年 12 月启动了新的"1+1+1"签约模式，称之为家庭医生签约 2.0 版，即居民选择一家社区卫生服务中心、一家区属医疗机构和一家市属医疗机构进行组合签约。截至 2017 年底，与家庭医生和"1+1+1"签约的居民分别占 42.4%、18.3%，总签约率为 60.8%（朱敏等，2018；李娅玲等，2018）。

由于家庭医生数量有限，居民就诊相对自由与无序，该中心对潍坊街道居民的个人、家庭情况和就医需求等具体情况进行梳理分析,根据不同情况把社区居民分为3类:第一类为重点人群,如老年人、妇女儿童、残疾人等;第二类为重点人群的家庭成员;第三类为社区卫生其他人群。为不同居民群体提供各有侧重的服务。其中,第一类人群侧重给予预约全科门诊、双向转诊、慢病管理、健康教育等服务;第二类人群侧重给予家庭健康指导、慢病筛查干预等服务;第三类人群则给予健康体质监测、慢病自我管理、健康教育等服务(图3-5)。

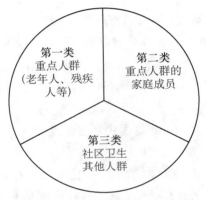

图3-5 潍坊街道社区居民分类情况

同时,潍坊街道社区卫生服务中心配备了无创、全数字化诊断设备。家庭医生可以利用采集到的全过程数据进行诊断,既可定期为社区居民进行健康评估,确定诊疗方案,又为转诊到的上级医院进行及时会诊提供便利。通过合理的人群分类与高效的诊断设备,大大提升了潍坊街道家庭医生的诊疗效率。

### 4. 普陀区——整合卫生资源提升医疗品质

针对区域卫生资源有限而医疗服务需求量大的突出矛盾,普陀区实施了资源纵向整合,积极构建东、西部两大区域医疗联合体。区域医疗联合体是由区域内二、三级综合医院、专科医院和社区卫生服务中心组成的跨行政隶属关系、跨资产所属关系的联合体。同时,借助区域医联体平台,由政府购买服务,再由财政专款给予补贴,指派二、三级医院的医生利用业余时间进入相关社区卫生服务中心进行指导,缓解社区卫生服务中心人员不足的问题,帮助提高医生专业水平。如普陀区中心医院就派出多名主治医师进入社区卫生服务中心,对家庭医生进行培训、医疗巡诊、新技术项目推广和健康服务。2016年起,普陀区开始推进"1+1+1"组合签约服务(一家社区卫生服务中心+一家二级医院+一家三级医院)，加快对签约工作的流程化、规范化管理。普陀区的医联体模式实现了卫生资源的有效利用和资源开发，提高了医疗服务质量，目前已取得阶段性成果。至 2017 年底，普陀区累计签约常住人口 24.28 万人，签约率 20.16％，签约重点人群 18.40 万人，签约率 63.26％。各社区卫生服务中心开具延伸处方 29 109张，签约居民组合内就诊比例 71.06％，在签约社区卫生服务中心就诊比例48.02％。

### 三、上海市家庭医疗的局限性

在上海市的试点过程中，由于家庭医疗是一种新型的运作模式，经验不足，各区县的探索普遍存在以下的问题。

#### 1. 全科医生数量缺口大，服务水平不一

截至 2019 年 5 月，上海市培养的全科医生有 8 700 多名，达到每万人口3.59 名全科医生，经过严格规范的全科医学知识和技能培训、取得全科医生资质的医师数量不足。按照目前上海市试行的家庭医生制度文件要求及国际通行标准，每 2 500 人需要配备至少一名全科医师，显然上海市全科医生数量仍需进一步增加。现有的基层医务人员虽然具有一定的学历水平和职业资质，并且在工作中积累了一定的经验，但离国家要求和人民需要的"健康守门人"还存在差距，上海市缺乏真正专业和高水平的完全意义上的全科医生、家庭医生（杨静等，2012）。

#### 2. 居民认识有误区，签约率不高

上海市虽是最早探索家庭医生制服务的城市之一，但其服务对象、服务内容有限，制约了家庭医生制度的全面推广和应用。直到 2010 上海市新医改政策的出台，这一情况才有所改善，家庭医生责任制服务逐渐被大家认识和接受，在全市 10 个区县进行试点。但居民对于家庭医生制度仍然存在认识上的误区，很多居民把家庭医生等同于"私人医生"或者是"上门医生"，认为签约后会增加经济负担，因此拒绝签约，这就使家庭医生制度的进一步推广遇到了困境（方吕等，2012）。根据 2018 年《上海年鉴》的统计数据，全市所有社区卫生服务中心均启动家庭医生"1＋1＋1"签约服务，签约居民超过 340 万人，其中 60 岁以上老人256.2 万人。上海市常住居民家庭医生签约率为 30％左右，重点人群签约率60％以上。由此看来，家庭医生的总体签约率有待提高。

#### 3. 家庭医生绩效考核体系不合理，居民对其不信任

与香港等地实施商业保险条件下的家庭医疗模式不同，目前上海实施自愿

原则下的家庭健康管理模式,服务对象数量少,家庭医生数量不足,家庭医生制服务的质量以及普及率无法保证,因此,当前情况下仅用签约率的多少来考评医生服务的好坏并不合理。例如,有些卫生服务中心为完成签约率,进行团签,街道负责人带领集体签约,但家庭医生的服务却没有跟上。由于家庭医生是社区卫生服务中心按居住地统一安排的,居民并没有自主选择权,这种签约居民对家庭医生不了解、不信任的状况,是导致居民不愿意使用家庭医疗的重要原因(龙骅,2014)。

## 第二节　上海市家庭医疗实施情况调查

### 一、问卷设计方法

为了进一步研究家庭医疗服务,我们对上海市家庭医疗可持续发展面临的主要挑战和障碍进行了深入调查。该调查由华东师范大学经管学部于 2015 年上半年发起,主要设计了两种调查问卷:医务人员调查问卷和个人调查问卷。医务人员包括医院的医生、护士和行政人员,个人主要是上海的居民。我们的调查对象(个人)包括上海市各地区医院的患者、社区卫生中心的患者、家庭护理患者和社区的住户,因此,本调查中的个体是指更广泛的群体。为保证问卷的科学性和有效性,问卷的设计在文献分析的基础上,经过了多方的调研和考证,并多次邀请医院相关部门人员进行论证;与家庭医疗服务的管理人员、工作人员访谈,并根据访谈情况对本研究的调查问卷进行了适当的调整和修正,以保证问卷调查取得良好的效度。为提高调查的质量,正式调查前首先进行了两次预测试调查,据此对问卷设计进行再修订。

设计的问卷可以调查患者的年龄、收入、居住情况,分析其对家庭医疗需求的紧迫程度和期望。医院版本的问卷主要关注医务人员对提供家庭医疗的积极性程度,以及其对各类资金、设备、待遇等的期望。

家庭医疗群众调查问卷数据处理和期望目标说明(简要/概述)具体如下。

#### 1. 群众版

(1) 不同群体对家庭医疗的需求度(主要分析:年龄段、收入水平、居住情况等)。

(2) 不同群体对家庭医生制度的了解程度(主要分析:年龄段等)。

(3) 不同群体对居住地/工作地周边医疗机构的熟悉度(主要分析:年龄段、

收入等）。

（4）不同群体对商业医疗/健康保险的熟悉度（对后期需要和商业保险调研结果进行比较）。

2. 医院版

（1）医生/护士对家庭医疗服务的积极性程度。

（2）医院当前/期望家庭医疗提供的主要服务方式。

（3）医院为提供社区家庭医疗期望获得的各类设施和资金的投入。

## 二、调查对象和方法

由于全市居民医疗服务单位数量众多，本调查既要实现对全市情况的掌握，又要深入微观层面。本次在保证整体质量的同时，选取几个代表性的区域进行了深入调研。主要针对上海市普陀区、徐汇区、闵行区以及长宁区等家庭医疗机构随机发放问卷，并对上海市第六人民医院、普陀区中心医院、闵行区中心医院、曹阳区地段医院等相关医院进行深入调研，包括相关医院的医生、护士以及医院相关管理人员。收集调查问卷累计 511 份，其中有效问卷 493 份，统计的群众版问卷 319 份。

## 三、数据的分析与整理

### 1. 家庭医疗群众调查

通过对家庭医疗群众调查问卷的分析，主要结果如下。

从图 3-6 可以看出，56％的受访者是女性，44％的受访者是男性。

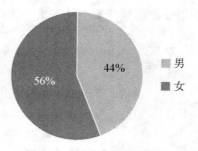

图 3-6　受访者性别比较图

从图 3-7 可以看出，有 4％的受访者对家庭医疗服务非常了解，有 29％的受访者了解部分，有 57％的受访者仅听说过家庭医疗服务，而有 10％的受访者从未听说过家庭医疗服务。

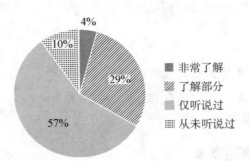

图3-7 受访者对家庭医疗服务的了解图

从图3-8可以看出,62%的受访者需要家庭医疗服务,9%的受访者是迫切需求家庭医疗服务的。

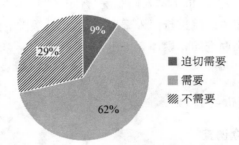

图3-8 对家庭医疗的需求意愿图

从图3-9可以看出,66%的受访者对于家庭医疗服务的需求是便捷高效的医疗服务,20%的受访者对于家庭医疗服务的需求是建立家庭健康档案,12%的

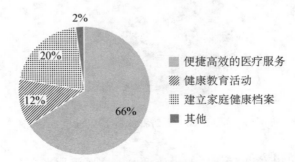

图3-9 受访者对家庭医疗服务的需求图

受访者对于家庭医疗服务的需求是开展健康教育活动，只有 2% 的受访者选择了其他，包括及时准确的诊断。

从图 3－10 可以看出，46% 的受访者期望的家庭医疗服务者是专家医生，40% 的受访者期望的家庭医疗服务者是普通医生，14% 受访者期望的家庭医疗服务者是专业护士。

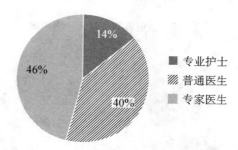

图 3－10　受访者对家庭医疗服务者的需求图

从图 3－11 可以看出，40% 的受访者期望的家庭医疗服务方式是呼叫式服务，38% 的受访者期望的家庭医疗服务方式是定期、呼叫式服务，22% 的受访者期望的家庭医疗服务方式是定期式服务。

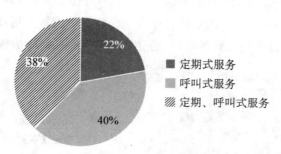

图 3－11　受访者期望的家庭医疗服务方式图

从图 3－12 看出，若家庭医疗不能提供进一步的诊断或者治疗，60% 的受访者期望去三级医院，32% 的受访者期望去二级医院，8% 的受访者期望去一级医院。

从图 3－13，可以看出，66% 的受访者对家庭医疗服务持信任态度，28% 的受访者对家庭医疗服务持不信任态度；由于没有体验过家庭医疗服务，6% 的受访者对家庭医疗服务持不清楚态度。

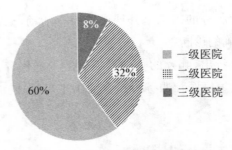

图 3-12　受访者期望的转诊医院图

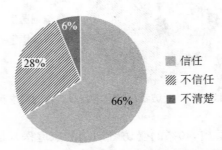

图 3-13　受访者是否信任家庭医疗服务统计图

从图 3-14 可以看出,对于不选择家庭医疗服务的原因,33％的受访者原因是医护人员能力不足,28％的受访者原因是医疗设备配置不足,26％的受访者原因是家附近没有提供相关服务,11％的受访者原因是联系不方便。

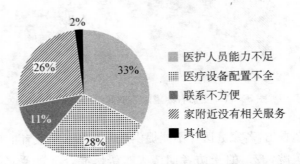

图 3-14　受访者不选择家庭医疗服务的原因统计图

从表 3-2 和图 3-15 可以看到,45 岁以下的居民对家庭医疗的需求最少,其中有 35％的受访者不需要家庭医疗服务。随着年龄的上升,居民对于家庭医疗服务的需求逐步上升,其中 75 岁以上的高龄老人群体对家庭医疗服务的需求最为迫切。

表 3 - 2　不同年龄段的人对家庭医疗的需求意愿图

| 年龄 | | 对家庭医疗的需求意愿 | | | 总计 |
| --- | --- | --- | --- | --- | --- |
| | | 迫切需要 | 需要 | 不需要 | |
| 45 岁以下 | 计数 | 14 | 97 | 68 | 179 |
| | 占该年龄段百分比 | 7.8% | 54.2% | 38.0% | |
| 45～60 岁 | 计数 | 11 | 41 | 19 | 71 |
| | 占该年龄段百分比 | 15.5% | 57.7% | 26.8% | |
| 60～75 岁 | 计数 | 2 | 26 | 10 | 38 |
| | 占该年龄段百分比 | 5.3% | 68.4% | 26.3% | |
| 75 岁以上 | 计数 | 11 | 20 | 0 | 31 |
| | 占该年龄段百分比 | 35.5% | 64.5% | 0% | |
| 总计 | | 38 | 184 | 97 | 319 |

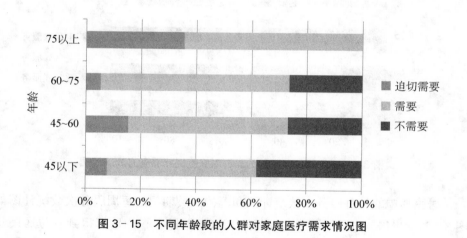

图 3 - 15　不同年龄段的人群对家庭医疗需求情况图

从表 3 - 3 和图 3 - 16 可以看出，家庭医疗服务方式主要有以下三种：定期式服务、呼叫式服务和混合式服务（结合了定期与呼叫服务）。从图中可以看到，不同年龄段的居民对于服务方式有着不同的需求。年龄越大的居民更偏好定期服务，这样能够得到持续的身体检查和基本护理服务。而 60 岁以下的居民更偏好呼叫式服务，特别是尚未退休的中年人群体需要的是随叫随到的基本医疗服务。

表 3-3 不同年龄段的人群对家庭医疗服务方式需求

| 年龄 | | 服务方式 | | | 总计 |
|---|---|---|---|---|---|
| | | 定期式服务 | 呼叫式服务 | 混合式服务 | |
| 45 岁以下 | 计数 | 8 | 33 | 38 | 79 |
| | 占该年龄段百分比 | 10.1% | 41.8% | 48.1% | |
| 45～60 岁 | 计数 | 17 | 26 | 20 | 63 |
| | 占该年龄段百分比 | 27.0% | 41.3% | 31.7% | |
| 60～75 岁 | 计数 | 10 | 13 | 8 | 31 |
| | 占该年龄段百分比 | 32.3% | 41.9% | 25.8% | |
| 75 岁以上 | 计数 | 8 | 7 | 9 | 24 |
| | 占该年龄段百分比 | 33.3% | 29.2% | 37.5% | |
| 总计 | | 43 | 79 | 75 | 197 |

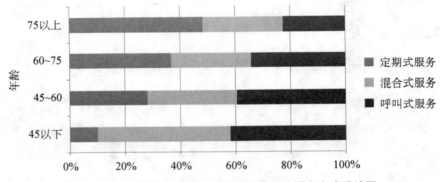

图 3-16 不同的年龄段的人群对家庭医疗服务方式统计图

居民期望的每月服务次数统计图和医护人员期望的每周服务次数统计图如图 3-17 和图 3-18 所示。对于服务次数,根据样本平均估算得到一位居民每

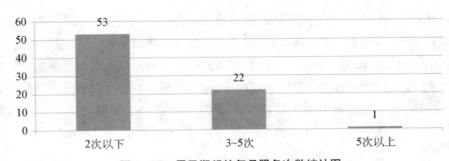

图 3-17 居民期望的每月服务次数统计图

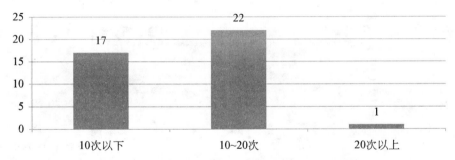

图 3-18　医护人员期望的每周服务次数统计图

月需要 2.28 次家庭医疗服务，而医护人员每周愿意提供 13.12 次的服务。所以最佳情况下每名医护人员每月可以服务 23 位患者。但实际上这样的服务能力完全不能满足居民的需求，所以如何合理地安排医护人员的路线安排，使医护人员所耗费的时间最小化显得尤为重要。

家庭医疗服务价格：从表 3-4 和图 3-19、图 3-20 可以看到，大部分低收入群体只能接受 20 元以下的出诊费用，而中等收入群体可以接受 20~50 元的出诊费用，大部分高收入群体则可以接受 50 元以上的出诊费用。而对于医护人员来说，他们对出诊费的要求显得更高。

表 3-4　不同月收入水平的居民愿意支付的出诊费

| 月收入 | 出诊费 | | | |
|---|---|---|---|---|
| | 20 元以下 | 20~50 元 | 50~100 元 | 100 元以上 |
| 3 000 元以下 | 61 | 26 | 6 | 0 |
| 3 000~5 000 元 | 36 | 23 | 12 | 2 |
| 5 000~10 000 元 | 5 | 25 | 20 | 14 |
| 10 000 元以上 | 5 | 15 | 37 | 29 |
| 总计 | 107 | 89 | 75 | 46 |

大部分医护人员能接受的出诊费范围是 20~50 元，等级职称越高的医护人员对出诊费的要求就越高（表 3-5、图 3-20）。但是实际上，对家庭医疗服务具有需求意愿的人群中大部分人月收入在 5 000 元以下，迫切需要家庭医疗服务的人群中这部分人数占比高达 73.7%（28/38，表 3-6、图 3-21），而该部分群体能接受的出诊费用仅为 20 元以下，低于大部分医护人员对出诊费用的心理价位。如何平衡中低收入群体与医护人员之间的利益成为一个关键问题。

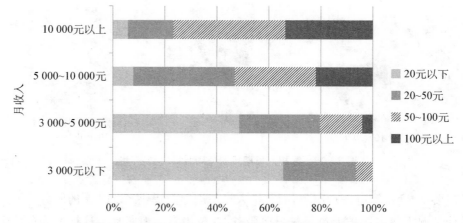

**图 3-19   不同月收入水平的居民愿意支付的出诊费图**

表 3-5   不同职称的医护人员所能接受的出诊费情况

| 职称等级 | | 服务收费 | | | | 总计 |
|---|---|---|---|---|---|---|
| | | 20 元以下 | 20~50 元 | 50~100 元 | 100 元以上 | |
| 初级 | 计数 | 3 | 15 | 4 | 2 | 24 |
| | 占各等级百分比 | 12.5% | 62.5% | 16.7% | 8.3% | |
| 中级 | 计数 | 1 | 9 | 2 | 1 | 13 |
| | 占各等级百分比 | 7.7% | 69.2% | 15.4% | 7.7% | |
| 高级 | 计数 | 0 | 1 | 2 | 1 | 4 |
| | 占各等级百分比 | 0% | 25.0% | 50.0% | 25.0% | |
| 总计 | | 4 | 25 | 8 | 3 | 41 |

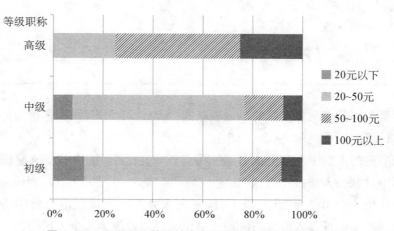

**图 3-20   不同职称的医护人员所能接受的出诊费情况图**

表3-6 不同收入水平的受访对象的需求意愿

| 需求意愿 | 月收入 | | | | 总计 |
|---|---|---|---|---|---|
| | 3 000元以下 | 3 000～5 000元 | 5 000～10 000元 | 10 000元以上 | |
| 迫切需要 | 20 | 8 | 2 | 8 | 38 |
| 需要 | 64 | 44 | 25 | 47 | 182 |
| 不需要 | 9 | 22 | 36 | 32 | 99 |
| 总计 | 93 | 74 | 64 | 86 | 319 |

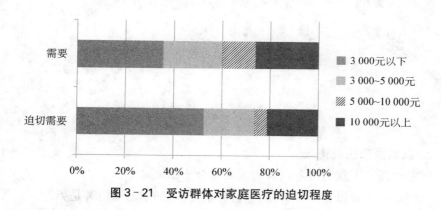

图3-21 受访群体对家庭医疗的迫切程度

家庭医疗所存在的问题：对于接受过家庭医疗服务的受访者，我们调查了其对服务的满意程度。其中只有31%的受访者对其接受的服务表示满意。如图3-22所示，其中有97位受访者选择了"一般"和"不满意"。

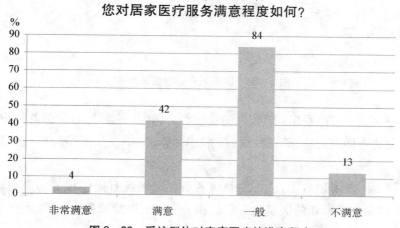

图3-22 受访群体对家庭医疗的满意程度

　　针对这个问题,问卷中详细询问了其不选择家庭医疗的原因,结果如图3-23所示。其中医护人员对患者需求的响应不及时占比最高,其次是医疗设备配置不全和医护人员的服务能力有限,达不到患者的预期。

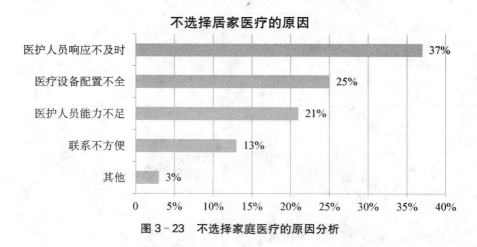

图3-23　不选择家庭医疗的原因分析

### 2. 家庭医疗医院调查

对家庭医疗医院版服务调查问卷数据分析结果如下。

从图3-24可以看出,74%的受访者是女性,26%的受访者是男性。

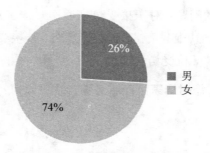

图3-24　医院版受访者性别分布

　　从图3-25可以看出,有42%的受访者是医生,有42%的受访者是护士,有10%的受访者做其他临床/医疗岗位的工作,有6%的受访者是行政或后勤管理人员。

　　从图3-26可以看出,52%的受访者所在的医院有提供相关的家庭医疗服务,48%的受访者所在的医院没有提供相关的家庭医疗服务。

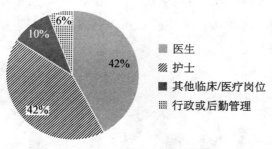

图 3-25 受访者工作职位类型

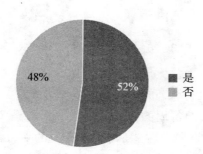

图 3-26 所在医院是否提供家庭医疗服务情况

从图 3-27 可以看出，有 56% 的受访者认为家庭医疗服务最重要的效用是慢性病患者跟踪治疗，有 21% 的受访者认为家庭医疗服务最重要的效用是家庭健康档案的建立，同样有 21% 的受访者认为家庭医疗服务最重要的效用是基础公共卫生的预防检测。

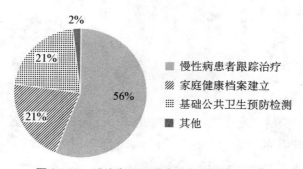

图 3-27 受访者认为家庭医疗最重要的效用

从图 3-28 可以看出,79%的受访者期望的工作模式是部分时间工作用于家庭医疗服务,21%的受访者期望的工作模式是全部时间工作用于家庭医疗服务。

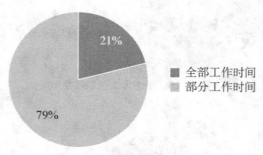

图 3-28　受访者期望的工作模式

从图 3-29 可以看出,50%的受访者期望的每周的家庭医疗服务次数是 3～5 次,40%的受访者期望的每周的家庭医疗服务次数是 2 次以下,6%的受访者期望的每周的家庭医疗服务次数是 5～10 次,4%的受访者期望的每周的家庭医疗服务次数是 10 次以上。

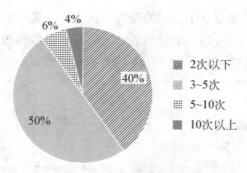

图 3-29　受访者期望的每周工作次数

医护人员期望的家庭医疗收费模式、医护人员能接受的提供服务的最远距离和医院还需配备的可移动/便携式医疗设备分别见图 3-30、图 3-31 和图 3-32。

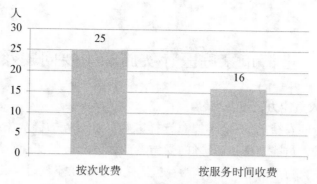

图 3-30　医护人员期望的家庭医疗收费模式

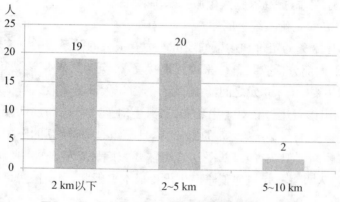

图 3-31　医护人员能接受的提供服务的最远距离

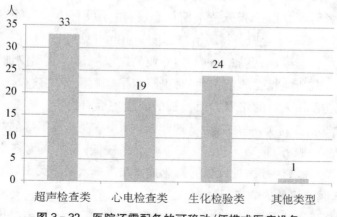

图 3-32　医院还需配备的可移动/便携式医疗设备

## 第三节　上海市家庭医疗实施的主要问题及其分析

### 1. 医护人员能力及设备问题

根据调查问卷结果显示，不愿意选择家庭医疗服务的群众中，有33％的受访者认为医护人员能力不足，28％的受访者认为医疗设备配置不足。在对医务人员的调查中，也存在医务人员认为社区医院医生资质不佳、社区医院药品配备不足等问题。目前，家庭医疗的服务设施配备相对不足，服务人员服务水平较低已成为制约家庭医疗服务发展的主要问题点。受访者希望家庭医疗模式能吸引更多优秀医疗人才，提高家庭医生服务水平。

### 2. 医患之间定价不统一问题

家庭医疗服务的定价和病患的经济能力有很大的关系。关于家庭医疗服务的调查，对于大部分低收入群体来说只能接受20元以下的出诊费用，而中等收入群体可以接受20～50元之间的出诊费用，对于大部分高收入群体则可以接受50元以上的出诊费用。相对于患者来讲，医生对诊疗费用的预期较高。大部分医护人员能接受的是20～50元的出诊费，且等级、职称越高的医护人员对出诊费的要求就越高。但调查发现，受访者中需要家庭医疗服务的中低收入人群占比较高，低收入人群支付意愿低于医生出诊成本。因此，平衡医患之间的利益问题不容忽视。

### 3. 家庭医疗服务的信任问题

根据调查问卷统计结果显示，66％的受访者对家庭医疗服务持信任态度，28％的受访者对家庭医疗服务持不信任态度；由于没有体验过家庭医疗服务，6％的受访者对家庭医疗服务持不清楚态度。由此可见，仍有1/3的居民对家庭医疗采取不信任态度，而更加倾向于到专业的医院就诊。这不仅加重了居民的医疗费用和医院所能承受的负担，同时也阻碍了家庭医疗的建设与发展。家庭医疗的发展在医护人员的培养方面面临的问题主要有以下。首先，全科医生总量不足，整体缺乏；其次，基层医生普遍年龄老化，呈现青黄不接的趋势，年轻医生不愿意在基层服务；最后，基层医生专业水平较低，对其人力资本投入不足。因此，提高从事家庭医疗医护人员的专业技术和服务水平至关重要。

### 4. 家庭医疗服务的效率问题

服务效率低下也是不容忽视的问题。根据调查问卷统计结果得出，有将近

66％的受访者认为提供便捷高效的医疗服务是家庭医疗服务的最主要关键点。对于接受过家庭医疗服务的受访者，只有32％的受访者对其接受的服务表示满意。对不选择家庭医疗的受访者进行了调查，得知医护人员对患者的需求响应不及时的原因占比最高，其次是医护人员的服务能力有限，不能达到患者的心里预期。对于服务次数，根据样本平均估算得到一位居民每月需要2.28次家庭医疗服务，而医护人员每周愿意提供13.12次的服务。所以最佳情况下每名医护人员每月可以服务23位患者。但实际上这样的服务能力不能满足所有居民的需求。所以，如何合理地安排医护人员的路线安排，使医护人员所耗费的时间最小化也显得尤为重要。

**5. 家庭医疗服务的宣传和普及率低的问题**

仅有4％的受访者对家庭医疗服务非常了解，大约有80％的受访者仅听说过或者了解部分家庭医疗服务，更有1/10左右的人对于家庭医疗闻所未闻。这说明，家庭医疗服务市场目前还存在很大的空白，大部分的居民对家庭医疗没有形成明确的认知观念。但同时，73％的受访者是明确需要家庭医疗服务的，然而对家庭医疗的不了解制约其选择使用家庭医疗。

# 第四节　上海市家庭医疗主要问题产生的原因分析

**1. 筹资渠道单一**

导致医疗人才短缺、设备不足的主要原因是在家庭医疗推行的过程中，政府、医院的资金、技术等方面支持力度较小，全国仅部分发达城市进行试点工作，但大部分地区不能享受到家庭医疗的服务，没有政策支持。近来几年，政府在卫生方面的投入占总GDP仅不到1％。世界卫生组织的报告指出，此比重在196个国家中排156位，比许多低收入国家的比例还低。政府资金配备不够，将无法迎合当下我国医疗卫生事业的发展态势，亦无法填满中低收入人群对医疗服务的迫切需要。同时，各企业对家庭医疗仍旧处于观望状态，对这方面的市场投资持不确定态度。而相比国内，美国拥有一套完善的家庭医疗服务体系：由政府出面，联合社区居民以及慈善机构共同出资，为老年人家庭医疗提供了一张强有力的健康网。而在德国，财政方面政府通过抬高税收来增加福利，借助社会保险制度，保障老年群体能享有免费的家庭医疗权利。同样，在日本，费用由政府、个人、企业共同承担，老人只需承担10％的护理费用，剩余部分由护理保险来负担。

### 2. 对于家庭医疗服务的理解偏差

对于家庭医疗的定义,群众理解可能会有偏差。以收入处于中上水平、患者年龄在 35 岁以上的青壮年患者来说,有一部分人理解为上门门诊,一部分人理解为上门诊疗,也有部分人理解为上门护理。尽管上海早有着手研究家庭医疗,受实施目标、具体方案的局限,家庭医生制度并没有广泛实行与采用。至 2010年,上海新医改政策颁布,家庭医生责任制服务先后进入了上海市的十个区县,这才逐渐为人所了解与认同,但偏见依旧存在的情况。将"家庭医生"同"上门医生""私人医生"等高价格服务混淆的市民不在少数,对之也自然而然产生了心理负担。这些人往往会将家庭医生拒之门外,形成了家庭医生责任制继续放开施行的瓶颈。同时,许多医疗工作者,包括医生、护士的职业观念也存在一定的问题。许多医护人员认为家庭医疗岗位的薪资低,职称不高,没有升职前途。因此,拒绝选择家庭医疗的岗位,导致家庭医疗服务的医护人员缺失。

### 3. 家庭医疗服务人员的短缺

医生培养目前偏重于临床或者研究型的,周期较长,时间是"5+3"或者"5+3+3",基层医院医生多为外地调派而且也存在一定比例的流失率。科研型人才在多年学习后无心服务基层,逐渐出现基层断层、底部医生缺乏的情况。对于家庭医疗的人才培养,应依照基层的需要、人民的需要,培养集健康顾问、保健、营养指导等技能于一体的全科医生,可以不精通但是要全面。据上海市卫生局2011 年的统计资料,目前注册的全科医师为 4 229 名,而执业助理医师约有52 100 名。这一数字对比反映了上海市的医师不少,而真正接受专业训练资质达标、获得全科医师资格的实在不多。根据国际通行及上海市现行标准,每2 500 人须有一名全科医师,上海在这方面人才的欠缺可以窥见。现况是,基层医疗人员虽具备一定的学历、能力与经历,可光凭这些资本,仍无法胜任真正让群众安心将生命托付的"生命守望者"。

### 4. 家庭医疗服务制度的不完善

现今,我国完善家庭医疗服务的制度不科学,有关家庭医疗服务的政策法律尚有不足,在推行、管理以及提高运营效率方面仍存在缺陷。例如,"有病去大医院医治"的理念未得到有效改善,居民对家庭医疗服务质量心存担忧而不愿使用家庭医疗。同时,医护人员对患者需求的响应不够及时也导致患者对家庭医疗持不满意态度,乃至发展成为不信任。我国在家庭养老方面的制度尚处于初级阶段。在美国,社区老人的医疗服务主要由社区医疗机构负责。当老人生病时,首先由社区医院进行诊治，如果超出社区医院能力范围之外，再由家庭医生出具证明，转诊至其他医院进行进一步的治疗。

**5. 家庭医疗服务项目的单一**

由于家庭医疗服务仍处于起步阶段，因此所提供的服务项目略显单一。针对不同人群的不同需求以及高收入人群的其他特殊要求，考虑到专业人员的短缺以及设备的不足，现阶段的家庭医疗服务尚不能满足，专业化缺失。相比国内，美国的家庭医疗服务模式采取多元化模式。社区医院的医生来自不同的服务机构，有来自私人诊所的，有来自服务卫生中心的，也有专门来自服务医疗机构的。不同的服务结构联盟成一个服务组织，加大了当地家庭医疗机构的社会化程度。

**6. 家庭医疗服务定价的难以统一**

由于医护人员的职称与等级不同，对于家庭医疗服务难以形成一个统一的定价标准。同时，对于低收入群体，其愿意支付的家庭医疗服务费用较低，仅希望家庭医疗能提供一些基础医疗保健服务。然而对于一些高收入人群，其愿意支付更高的费用来获取一些个性化的特殊性服务。目前，我国家庭医疗服务尚未根据不同人群的具体需求推出差异化服务，形成差异化收费，这也是导致家庭医疗施行效率低下的原因。

# 本章小结

本章主要介绍了上海市实施家庭医疗服务的历程和情况，并从家庭医生制度的推行模式、信息化建设、资源整合及分配体制几个方面，以长宁区、闵行区、潍坊街道和普陀区为例阐述家庭医疗模式的具体实施与推进。为进一步了解医疗工作人员与居民对家庭医疗的认识与期望，作者开展了面向医生和居民的问卷调查，并根据调研情况分析了目前家庭医疗实施过程中尚存在的问题。人员、设备不足是目前社区卫生服务中心普遍存在的问题，居民对家庭医疗了解少、不信任是限制家庭医疗发展的重要因素，服务效率低导致患者满意度低也使家庭医疗难以推行。造成以上问题的原因有：家庭医疗筹资渠道单一、资金不足，家庭医疗制度不完善，服务项目单一，定价不合适等。

## 参考文献

［1］余澐,张天晔,刘红炜,等.上海市社区家庭医生制服务模式的可行性探讨[J].中国初级卫生保健,2011,25(10)：7-11.

［2］葛敏,江萍,芦炜,等.家庭医生制度的推进路径,服务模式和制度架构的探讨:以长宁为例[J].中国卫生资源,2012,15(5)：420-422.

［3］江萍.上海市长宁区家庭医生签约服务实践[J].中国卫生人才,2019,(7)：18-21.

［4］朱敏,唐岚,童晓维,等.关于做实做细家庭医生签约服务的实践与思考[J].中国全科医学,2018,21(33)：4047-4052.

［5］李娅玲,杜兆辉,朱义,等.上海市潍坊社区卫生服务中心家庭医生签约服务的实践与思考[J].中华全科医师杂志,2018,17(10)：781-783.

［6］杨静,鲍勇.上海市全科医生培养可持续发展的关键问题[J].上海交通大学学报(医学版),2012,5(10)：1367.

［7］方吕,张勘.上海市全科医生规范化培训的进展与挑战[J].上海医药,2012,33(20)：17-21.

［8］龙骅.上海市全面推广家庭医生制度的实践与思考[J].中国卫生资源,2014,17(3)：225-226.

# 家庭医疗居民支付意愿影响因素和差异化定价：以上海市为例

**导语**

　　支付意愿可以用来衡量居民对使用家庭医疗服务愿意付出的代价，对于家庭医疗服务支付意愿的研究受到许多学者的青睐。经济基础决定行为选择，家庭医疗在中国发展面临的问题中最突出的便是定价。相当一部分居民担心家庭医疗服务与普通诊疗相比价格过高及对政府补贴比例存有疑惑而迟迟不敢行动。

　　上海政府一直以来都十分重视家庭医疗的发展，在政府政策的支持下，各试点以社区为单位，试行了相关的医疗费用政策，部分还与商业性社区医疗单位达成合作，旨在缓解居民就医压力，然而仍然存在许多问题亟待解决。我们仍然需要在深入研究居民支付意愿的基础上，健全家庭医疗服务价格机制，根据居民需求和收入形成差异化定价。

# 第一节　家庭医疗居民支付意愿影响因素和差异化定价概述

家庭医疗(home health care)通过为家庭或者社区提供一般医学服务,以专业化的模式为患者提供便利,在近几年获得了巨大的发展。家庭医疗服务采用全科医生签约的模式,将医疗责任具体落实到医生个人的身上,通过专业化水平高的医生和护理人员上门或者社区服务等方式,切实应对部分特殊人群的看病难题,提升居民的看病体验,同时也能一定程度上分担当前医院的就诊压力,优化医疗资源的配置。

家庭医疗是国外常见的一种医疗模式,居民认可度和接受度高,相关配套医疗机制也都比较完善。家庭医生和护理人员在家庭医疗承担重要角色,几乎所有的家庭都会有专属于自己的家庭医生和专业看护。美国和英国是最早探索家庭医疗服务并在如今的家庭医疗市场起"领头羊"作用的国家。作为世界上领先进入老龄化社会的国家,美国政府提出了 PACE 计划,提倡发展社区养老服务,对老人进行终身看护,大力引导家庭医疗的普及。英国政府注重社区的重要地位,对分布零散的社区医疗中心出台多种优惠福利,并对其医疗体系进行规范整合。

另外,在家庭医疗人员选择方面,由于医疗服务人员来源多元,服务人员的水平参差不齐,因此为了保证服务质量、保障居民的安全,对家庭医生和护理人员的选拔机制将会变得十分严格。更重要的是,美国等家庭医疗发展先进的国家设有第三方的专门的医疗监督机构和医疗保险业务,有效地保证了家庭医疗服务的质量。在支付费用方面,发达国家实行高福利政策,对相关方面进行大力补贴,甚至提供免费医疗服务;日本通过医疗保险承担费用的 90% 左右,使得家庭医疗得到官方政府的支持,提高了居民对家庭医疗的接受率。在医疗设备、技术和资源方面,国外许多发达国家拥有高标准的医疗设备、高超的医疗技术以及充足的医疗资源,使得家庭医疗推广得到快速发展,大大领先中国。

中国是一个人口巨大的超级经济体,虽然近些年来中国经济总量增长显著,但是医疗资源相对匮乏、配置不合理等问题仍十分突出,"看病难、看病贵"依然是我国医疗行业发展面临的重要难题。中国人口老龄化与空巢化使得家庭医疗服务的市场潜力变大,老年人需要优质的上门医疗服务来便捷自己的生活,政府也提出要将医疗和养老相结合,推动医养融合发展,保证医疗资源的供给,使居民更好地享受服务。

目前，北京、上海等发达地区都成立了家庭医疗试点，尝试构建家庭医疗体系，正处于实验阶段。但家庭医疗服务价格机制不健全，居民对其仍存在许多顾虑，接受率低，需要进行进一步研究以更好地推广家庭医疗服务。

家庭医疗在中国发展面临的问题中最突出的便是定价。居民和医疗人员双方都对家庭医疗服务的价格问题有所疑问。国内在关于家庭医疗差异化定价方面并没有很深的研究，定价模型的确立仍需要一定的时间。经济基础决定行为选择，相当部分居民因担心家庭医疗服务与普通诊疗相比价格过高以及对政府补贴比例存有疑惑而迟迟不敢行动。家庭医疗服务价格的定位问题不仅关系着家庭医疗服务市场的发展，而且也与我们和谐社会的建设息息相关，关系着居民生活水平和健康水平的提高。本章通过对上海市居民关于家庭医疗支付意愿影响因素的分析，找出在不同的经济学变量、社会学变量、人口学因素和心理因素的影响下居民对于家庭医疗愿意多支付的价格，通过与当前的试点医疗服务价格相比较，根据居民家庭收入的不同计算出合理的差异化家庭医疗服务价格，以供政府、医疗单位和保险机构参考，研究家庭医疗在中国的可行性。

# 第二节 家庭医疗居民支付意愿影响因素和差异化 定价国内外研究现状

当前，世界上与家庭医疗服务支付意愿相关的研究很多，在影响因素研究方向得到了不错的成果。很多学者将注意力放在研究消费者支付意愿的影响因素上，通过实地访谈或者问卷调查等方式了解到消费者的意愿行动，借用因子分析法找出主要变量，从而为下一步研究提供基础。条件价值评估法在医疗领域是最常引出支付意愿的方法。它是在大量样本数据的基础上，通过剔除因素计算出消费者的意愿价格，进行下一步的比较分析。此外，如何定价也是一个热点问题，通过分析各方面影响因素设计定价涵盖的不同方面或科学合理的定价模型，可以推动研究的进一步发展。

## 一、居民医疗服务支付意愿影响因素分析研究

### 1. 消费者意愿分析

个人对事物或事情的看法并因此产生的主观思维和行动被称为意愿。推广可知，支付意愿则是指个人对是否购买事物的主观性思维。研究表示，消费者的

支付意愿越高,支付的可能性就越大。国内外学者广泛使用因子分析和条件分析评估法进行分析。这两种方法是研究消费者支付意愿的重要方法。

例如,Asenso-Okyere 等(1997)采用有序概率模型来分析影响客户支付健康保险意愿的主要因素,得出的结论是最重要的因素是家庭收入和教育水平。Homburg 等(1997)透露,客户支付意愿受客户满意度的强烈影响。陈洁、王方华(2012)通过研究购买者感知价格的意愿差异以提出营销建议。成韵、刘勇(2013)借助构建意愿分析模型,对武汉的手机用户进行实证研究,分析影响顾客价值的主要因素。

从上述文献可以看出,在意愿分析方面,国内外学者多从不同的视角,通过实证分析提出各种意愿模型及影响因素。但因为我国家庭医疗的发展与国外相比有很大的特殊性,经济发展程度和社会环境的不同导致不能照搬,我们不得不用不同的研究方法建立家庭医疗价格模型。

## 2. 因子分析

因子分析法在处理大量数据、观测多元变量以及处理各类复杂信息方面的重要性明显。20 世纪 20 年代,Charles(1924)发现学生们不同科目之间的成绩存在一定的相关性,发表了单一因子理论,并推想潜在影响因子的存在。然而在大量样本数据的情况下,他的理论被证明不够充分,多元因子理论应运而生。1938 年,心理学家 Thurstone(1938)对大量数据进行深入观察和系统研究,提出了多元因子分析理论,进而解决了大数量样本的难题。Shih(2004)利用李克特五分量表,提出了各因素测量项,对主成分因子进行比较。随后因子分析法尤其是其中的主成分因子分析法与计算机软件 SPSS 相结合,在多个领域广泛发挥作用,为研究提供隐藏在数据中的隐形变量。Krystallis(2005)使用问卷调查的方法发现影响消费者支付有机食品意愿的一些因素。在因子分析的帮助下,他发现食品质量和安全性是重要因素。

国内外关于因子分析的研究主要集中在寻找潜在关系、被调查对象的意愿和影响因素与意愿行为的关系等方面。夏晃(2004)调研了关于新型农村合作医疗的农民的参与意愿,从农民自身因素、政府行为因素和新型医疗合作制度设计这三方面对当下农民参与意愿不强的原因进行深层次的因子分析,找出影响农村合作医疗制度持续发展的关键点,为其长久的发展提供理论基础。陈雨生等(2009)对农户关于有机蔬菜的生产意愿影响因素进行因子分析,从不同角度对农户进行研究,构建了农户对于有机蔬菜生产意愿的计划行为理论模型。邹俊(2011)采用主成分因子分析法研究影响消费者网购意愿的主要影响因素,提取出隐形变量并排序,得出关于消费者网购意愿影响因素量表,为生鲜产业的电商发展提供理论基础。

学者们通过引入心理学变量、社会学变量和经济学变量等得出主成分影响因素变量,从而探讨内在联系并提出相应的政策建议。国外学者关于因子分析的研究较早,但国内由于实际情况的不同,对因子分析法的研究起步较晚,特别是在意愿分析方面涉及范围比较窄,因此不能完全照搬国外的研究结果。

### 3. 条件价值评估法

条件价值评估法(contingent valuation method,CVM)也称问卷调查法,是主要借助问卷调查的方法与受访者面对面接触,用量化的方法分析出受访者的支付意愿,从而对产品和服务进行定价或者计量。20 世纪 40 年代,著名学者 Ciriacy-Wantrup(1947)率先在资源经济领域对环境资源具备的娱乐价值的大小进行评估;哈佛大学的 Davis 博士于 20 世纪 60 年代用该方法对美国滨海林地的宿营和狩猎进行价值评估时运用了该方法(Davis 和 Sampson,1987);1996 年,O'Brien 和 Gafnit(1996)将 CVM 引入医疗卫生领域,应用范围不断扩大。2004 年,国内医学专家张琦(2004)对疫苗进行条件价值评估法的临床研究,开启了条件价值评估法在我国医疗领域应用的先河。2004 年,Asgary(2004)采用 CVM 法对伊朗农村地区的居民关于健康保险的支付意愿进行调查,分析得出每户的平均每月支付意愿为 2.77 美元。学者 Callan 和 O'Shea(2015)通过 CVM 法对爱尔兰的居民进行调查,研究其对于独自生活关于医疗项目的支付意愿,借助 CVM 模型估算出结果。

双界 CVM 法是被应用广泛的一种主要方法。Janssens(2008)通过双界 CVM 方法研究纳米比亚居民支付医疗保险的意愿,并为促进健康保险计划提供支持。问卷调查法同样是研究支付意愿的重要工具,Dror 等(2007)间接地通过投标值问卷调查的方法对印度居民关于健康保险的意愿支付价格进行估计,创造性地发现收入较低的居民愿意为健康险支付的医保比例高于高等收入群体。国内学者郝亚亚等(2017)借助问卷调查的方式对山东省的空巢老人意愿选择的社区养老的影响因素进行研究,分析其内在关联,从而为医疗模式的推广提供理论与模型支持。当前,国内外关于条件价值评估法的研究很多,1.5 分界和 2 分界法是最为常见的计算意愿价格的方式。由于对于样本量有具体的要求,主要的工作集中在问卷的合理设计、数据的收集与处理及投标值的设定等方面。因此,在此次研究中,通过对家庭医疗成本和医疗补贴的深入了解,设定出最为有效的问题,增强研究的意义。

## 二、差异化定价的研究

家庭医疗服务与传统的医疗服务相比，前者是"医生和护理人员上门服务"，而后者是"患者进医院"。两者服务方式不同，价格就必然有差异，对医疗服务商来说上门服务的成本高于后者就必然会提出更高的服务价格。如果多出的这部分费用全部由政府和医疗保险机构来承担，必定会造成沉重的财政支出负担；若由医院自行担负，则必定会造成家庭医疗市场供给大幅下降，社区医生减少；若由患者个人承担，则会对居民的购买意愿产生影响。因此，关于家庭医疗在上海市推行的问题，关键在于"定价"，定价方法和机制将产生巨大影响。

Varian(1996)研究了差别定价理论，并指出差别定价在行业中普遍存在。他研究了生产者和顾客的行为，并得出结论：差别定价是利润寻求的自然结果，可能很容易促进经济效率。检查差别定价的福利后果的关键问题是这种定价是否会增加或减少总产出。Danzon(2003)回顾了专利的经济案例及差异定价的潜力，以提高发展中国家专利药品的可负担性，同时保留创新激励机制。他使用基于 Ramsey 定价原则的差别定价来实现适当且可持续的价格差异，并认为差别定价有可能将创新所必需的专利与药物的可承受性相协调。他还对拉姆齐最优价格差异与理论上垄断竞争市场中出现的价格差异进行了比较，并创新性地提出通过保密回扣实施差别定价，从而解决了从低价到高价的"成本转移"问题。Stange(2015)使用事件研究模型提供了关于高等教育本科课程差别定价后果的第一个证据，并发现差别定价的引入可以引发需求和供给反应。

家庭医疗能否推行成功的关键在于"如何定价"，定价方式与机制都会产生巨大的影响。学者刘军弟等(2009)在《消费者对食品安全的支付意愿及影响因素研究》中比了有机猪肉与普通猪肉的购买意愿。在普通猪肉的价格基础上先定出一个有机猪肉的价格范围，供被调查者选择，然后运用 CVM 法得出了消费者购买有机猪肉的概率模型，将其线性化后得出平均价格，最后将其代入支付意愿的计算公式，利用因子分析法计算出有机猪肉价格为 18.69 元。该种计算方式的关键是要找到合理的定价范围，但现实生活中由于受各方面的影响存在一定的难度。汪小梅等(2010)学者针对顾客对信息产品的感知价值的比重不同，将意愿价格划分为众多层次，在考虑产品购买数量的基础上，得出在顾客特定支付意愿的情况下产品对应的价格。吴昊、程楠(2017)在不同的情境下对高铁价格进行假设，与相关替代交通工具比较，通过问卷调查的方法，计算高铁在不同时期的需求弹性，通过对旺季与淡季的售票情况的比较，分析我国高速铁路运价差异化策略。李淑梅（2017）构建基于品牌差异的供应链博弈模型，分析零售商和供销商的最优产品销售策略，从而制定差异化的销售策略和定价策略。祝虹等（2018）在顾客选择理论的基础上，研究双边市场差异化产品的定价问题，建立了产品垂直差异化模型，得到唯一最优解，指导平台根据产品的特性进行合理定价。医疗领域的李利等（2018）在 RBRVS 原理的基础上，根据服务项目确定医疗成本，并尽量接近于实际成本，同时增加衡量地区、医院之间不同的差异系数，以不同级别护士进行静脉输液为例构建护理服务项目定价模型。从而能够更加科学地体现我国现行护理服务项目收费标准，充分体现护理服务项目成本。

上海市家庭医疗服务试点采取医疗护理员收费标准 65 元/次、执业护士 80 元/次，由职工基本医保统筹基金支付 90％，老年人医疗护理需求评估费用标准暂定为 50 元/次，并且由老年患者负担。因为仍处于试点阶段，当前价格由政府补贴的部分占比很大，而想要大范围推广，政府不可能会承担当前的比例，不具有代表性。此外，这种价格标准相对于国外来说略显生硬，并没有体现差异化管理。不同需求、不同疾病种类间没有采取差异化定价，不同层次的服务提供者也不能获得差异化的报酬，这在解决"看病贵"的问题和调动医生的服务积极性上都是不利的。

目前，国内对家庭医疗差异化定价方面并没有进行很深入的研究，定价模型的确立仍需要一定的时间。本研究通过发放 CVM 调查问卷，运用 Logistic 回归和条件价值评估法对居民家庭医疗意愿多支付的价格的影响因素进行了评估分析，在不同居民家庭收入的基础上初步计算出合理的差异化的家庭医疗服务意愿价格，从而为政府和相关保险机构制定合理的补贴比例提供参考依据，思考家庭医疗服务在国内的可行性。

## 第三节　家庭医疗居民支付意愿影响和差异化定价模型构建

### 一、问卷设计与数据收集

上海市作为中国最大的经济中心，居民收入水平高，有一定的经济基础，更重要的是，上海市居民对新鲜事物的接受程度也领先于其他地区，因此选择上海市作为此次差异化定价的调查对象是具有成熟客观条件的。值得一提的是，上海市政府一直以来都十分重视家庭医疗的发展,并且在 2011 年成立了上海市第一个家庭医疗试点,为符合条件的高龄老人提供家庭医疗护理服务,根据老人的实际情况确定具体的护理内容。各个试点以社区为单位,试行相关的医疗费用政策,同时与商业性社区医疗单位合作,缓解当前医疗压力,实现医疗产业多元化发展,让照顾更有依靠。在政府政策的支持下,试点的家庭医疗尝试发展得非常迅速,但是仍然存在许多问题亟待解决。

以 NOAA 为原则,经过一系列修改,最终确定了关于上海市居民家庭医疗支付意愿的调查问卷,包括以下四部分:第一部分为受访者对家庭医疗的认知情况,包括是否了解以及使用;第二部分为对受访者平日传统医疗就诊情况的调查,主要为看病成本、就诊医疗机构以及时间成本方面的内容;第三部分为问卷的主体部分,目的是为了取得受访者对家庭医疗的支付意愿信息,包括愿意为家庭医疗多支付的意愿价格,以及对家庭医疗的上门服务医生的选择、关于补贴方式的选择等,通过了解受访者的想法确定合理的定价范围;第四部分为受访者个人的基本相关信息,包括性别、居住地区、年龄、家庭结构、家庭人均月收入和学历等,以分析受访者的个人特征对家庭医疗支付意愿的影响。调查采取线下实地发放的方式,共回收有效问卷 295 份。

## 二、家庭医疗居民支付意愿影响因素的研究

居民支付意愿多因子影响主要因素分析:经 SPSS 分析表明,有效样本的 KMO 值为 0.561,Bartlett 的球形度检验达显著水平,说明变量之间存在较高的相关性和结构性,sig 值为 0,数据有效度高,适宜使用因子分析法。运用主成分分析法对支付意愿影响因素进行研究,根据相关标准,选择因子载荷大于 0.5 的因子,进行最大方差旋转并提取公因子。数据结果说明调查的变量均有效,共提取 5 个公因子,累计方差贡献率为 60.19%,解释了原有变量的大部分信息,量表结构性较好(图 4-1)。因子 1 包括"家庭人均月收入""学历""年龄"3 项,方差贡献率为 13.82%,根据调查选项此 3 项为居民的基本情况,命名为"个人基本情况";因子 2 包括"家庭居住人口""家庭结构"和"希望服务的医生",方差贡献率为 13.511%,命名为"家庭基本情况";因子 3 包括"是否接受过家庭医疗""对家庭医疗的态度"和"家庭医疗了解情况",方差贡献率为 12.687%,这两项是对居民对家庭医疗认识情况的调查,命名为"家庭医疗认知";因子 4 包括"性别",方差贡献率为 10.438%,命名为"性别";因子 5 为"地区",方差贡献率为 9.735%,命名为"居住地"。图 4-1 为聚类图,直观说明了因子分析的结果。

## 旋转空间的成份图

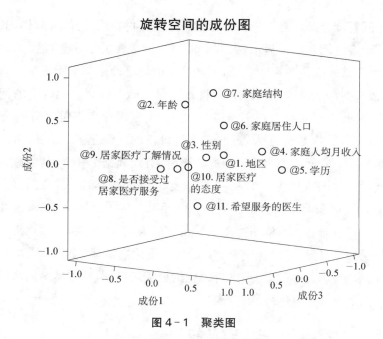

**图 4-1　聚类图**

**表 4-1　家庭医疗支付意愿影响因素主成分分析**

| 支付意愿影响因子 | 因子载荷 | 方差贡献率/% |
|---|---|---|
| 因子1：个人基本情况 | | 13.82 |
| 　家庭人均月收入 | 0.396 | |
| 　学历 | 0.516 | |
| 　年龄 | 0.371 | |
| 因子2：家庭基本情况 | | 13.511 |
| 　家庭居住人口 | 0.334 | |
| 　家庭结构 | 0.547 | |
| 　希望服务的医生 | 0.346 | |
| 因子3：家庭医疗认知 | | 12.687 |
| 　是否接受过家庭医疗 | 0.548 | |
| 　对家庭医疗态度 | 0.537 | |
| 　家庭医疗了解情况 | 0.306 | |
| 因子4：性别 | | 10.438 |
| 　性别 | 0.694 | |
| 因子5：居住地 | | 9.735 |
| 　地区 | 0.783 | |

通过问卷调查,以"是否愿意为家庭医疗多支付费用"为研究载体,共收集有效样本 295 个。问卷结果显示,大部分被调查的居民表示愿意接受家庭医疗服务,且愿意为其多支付一定的费用,但是给出的意愿价格却水平不一。以被调查者家庭人均月收入为标准进行划分,将人均月收入为 5 000 元以下的记为相对贫困家庭,共获得有效数据 63 个,其中愿意为家庭医疗多支付价格的人数为 55 人,不愿意支付的人数为 8 人,意愿多支付价格的比例是 87.28%;将人均月收入在 5 000~8 000 元的记为小康家庭,共获得有效数据 179 个,其中愿意为家庭医疗多支付价格的人数为 161 人,不愿意支付的人数为 18 人,意愿多支付价格的比例是 89.94%;将人均月收入在 8 000 元以上的记为富裕家庭,共获得有效数据 53 个,其中愿意为家庭医疗多支付价格的人数为 52 人,不愿意支付的人数为 1 人,意愿多支付价格的比例是 98.11%。由此推出,随着家庭人均月收入的增加,居民对于家庭医疗意愿多支付的比例也随之增加,越来越多的居民在收入允许的情况下选择家庭医疗服务(表 4-2)。

表 4-2  居民支付意愿统计表

| 家庭 | 意愿多支付价格/(元/次) | 比例/% | 家庭 | 意愿多支付价格/(元/次) | 比例/% | 家庭 | 意愿多支付价格/(元/次) | 比例/% |
|---|---|---|---|---|---|---|---|---|
| 相对贫困 | 0 | 12.69 | 小康 | 0 | 10.06 | 富裕 | 0 | 1.89 |
| | 5 | 47.61 | | 5 | 5.59 | | 5 | 0 |
| | 10 | 33.33 | | 10 | 32.40 | | 10 | 15.09 |
| | 15 | 6.34 | | 15 | 18.99 | | 15 | 9.43 |
| | 20 | 0 | | 20 | 26.26 | | 20 | 37.74 |
| | 30 | 0 | | 30 | 5.03 | | 30 | 16.98 |
| | 40 | 0 | | 40 | 2.79 | | 40 | 11.32 |
| | 50 | 0 | | 50 | 0 | | 50 | 7.55 |

通过加权平均计算出居民对于家庭医疗服务意愿多支付的价格:相对贫困家庭为 6.664 5 元/次,小康家庭为 14.245 元/次,富裕家庭为 23.868 5元/次。

文章应用 CVM 通过问卷揭示居民偏好,用统计学方法得出居民的支付意愿。由于存在相当一部分居民不愿意为家庭医疗服务支付更多的价格,因此为了得到影响出现不同概率的影响因素及影响程度,建立 Logistic 模型进行分析,用 P(WTA)表示居民的支付意愿,变量定义见表 4-3。

表 4‑3 模型解释变量说明

| 解释变量 | 说　明 | 预期作用方向 |
|---|---|---|
| 家庭人均月收入/元 | 1＝1 000～3 000　2＝3 000～4 000　3＝4 000～5 000　4＝5 000～6 000　5＝6 000～7 000　6＝7 000～8 000　7＝8 000～9 000　8＝9 000 元以上 | ＋ |
| 学历 | 1＝初中　2＝高中　3＝中专　4＝大专　5＝本科　6＝硕士　7＝博士及以上 | ＋ |
| 年龄/岁 | 1＝18～30　2＝30～40　3＝40～50　4＝50～60　5＝60～70　6＝70 岁以上 | — |
| 家庭居住人口 | 1＝1 人　2＝2 人　3＝3 人　4＝4 人　5＝5 人　6＝6 人及以上 | |
| 家庭结构 | 1＝独居　2＝单身且与父母一同居住　3＝夫妻二人　4＝婚后与父母一同居住　5＝婚后与子女一同居住　6＝婚后与父母、子女一同居住　7＝合租 | ＋ |
| 希望服务的医生 | 1＝附近的社区医院的社区医生　2＝知名医院的医生　3＝无工作单位的全职家庭医疗服务医生 | ＋ |
| 是否接受过家庭医疗 | 1＝尝试过　2＝经常接受　3＝未接受过 | ＋ |
| 对家庭医疗的态度 | 1＝支持　2＝必要时会采取　3＝收费合理会采取　4＝不支持 | ＋ |
| 对家庭医疗的了解情况 | 1＝听说过　2＝了解　3＝没听说过 | ＋ |
| 性别 | 0＝男　1＝女 | |
| 居住地 | 1＝宝山区　2＝崇明区　3＝奉贤区　4＝虹口区　5＝嘉定区　6＝金山区　7＝静安区　8＝卢湾区　9＝闵行区　10＝南汇区　11＝浦东新区　12＝普陀区　13＝青浦区　14＝松江区　15＝徐汇区　16＝杨浦区　17＝闸北区　18＝长宁区 | — |

$$P(\text{WTA}) = \begin{cases} 1, \text{拒绝支付更多的价格} \\ 0, \text{意愿支付更多的价格} \end{cases}$$

　　使用多元线性对数模型,选择居民支付家庭医疗保健的意愿作为解释变量,解释变量的选择基于问卷调查结果得出的主要成分因素,包括个人基本条件。家庭基本情况、家庭保健意识、性别和居住地。基于以上理论,我们假设回归模型是:

$$Ln(WTP) = \beta_0 + \beta_1 F1 + \beta_2 F2 + \beta_3 F3 + \beta_4 F4 + \beta_5 F5 + u$$

$\beta_0$ 是回归方程的常数项(截距项),$\beta_i$ 是回归系数,$u$ 是回归误差。

### 1. 个人基本情况

个人的基本情况是影响居民关于家庭医疗支付意愿的重要因素,主要包括人均月收入、学历和年龄等相关因素。一般认为,学历越高的人对于自身安全方面的重视程度越高,对新事物的接受程度也远远高于他人。因此,与家庭医疗支付意愿正相关。而由于家庭医疗的成本较高,因此所需费用较高,对居民的经济基础有一定的要求,因此经济水平也是重要影响因素之一。

### 2. 家庭基本情况

家庭的基本情况是影响居民对于家庭医疗意愿支付价格的重要因素。通过因子分析得出的主成分因子即家庭结构主要是了解居民的婚姻状况、是否与子女或家人同住等方面。通常来说,已婚居民的支付意愿低于未婚的居民,独居的居民对于家庭医疗的支付意愿高于与别人同住的居民。医生作为直接与居民接触的群体,必须是值得患者信赖的,因此居民在家庭医疗服务中对于上门服务的医生的选择与自身家庭情况相关性很高。

### 3. 家庭医疗认知

家庭医疗认知方面,文章通过两方面的调查:即曾经是否听说过家庭医疗及对家庭医疗的态度和以往经验。经过分析可得,这三个变量与对家庭医疗的支付意愿正相关。对家庭医疗的了解程度越高,过去接受过家庭医疗服务,对于家庭医疗的接受程度越大,其支付意愿也随之增大。

### 4. 性别

男性居民和女性居民在面对是否选择家庭医疗服务时有些差异,相对于男性来说,女性更倾向于选择更加便利的家庭医疗服务,并愿意为其支付更高的费用。

### 5. 地区

居住地是影响居民为家庭医疗服务支付意愿的重要因素。通常来说,居住在富裕地区的居民比郊区的居民更愿意为家庭医疗服务支付更高的费用。

问卷的第二部分通过调查居民就诊医院的选择、就诊医生的选择、出行工具的选择、就医等待时间等多方面因素,基本得出每位居民选择传统医疗服务时所需要的总成本,基于以上方面,我们假设选择的三级、二级和一级医院所占比例为 $P1$、$P2$、$P3$,选择普通门诊医师、副主任医师和主任医师的比例分别为 $V1$、

$V2$、$V3$，选择交通工具花费的出行成本为 $S$，就诊等待时间等其他因素为 $\lambda$，则居民上门就医的总成本模型为：

$$C = P1 * (22 * V1 + 30 * V2 + 38 * V3) +$$
$$P2 * (16 * V1 + 24 * V2 + 32 * V3) + 9P3 + S + \lambda$$

# 第四节 家庭医疗居民支付意愿和差异化定价实证分析及探讨

通过 SPSS 软件进行逻辑回归分析，表 4-4 为总体样本回归结果，从模拟结果来看，模型的拟合优度 Nagelkerke $R$ Square 为 0.605，表明总体拟合度较好，大多数变量通过了检验且显著性水平较高。通过回归分析计算结果得出每位居民意愿多支付价格的概率，然后计算每位居民的意愿数学期望得出最终以家庭收入的不同而划分的不同群体的居民关于家庭医疗意愿多支付的价格。

表 4-4 居民家庭医疗支付意愿的 Logistic 回归模型分析结果

| 解释变量 | $B$ | Sig. | $Exp(B)$ |
| --- | --- | --- | --- |
| F1 | 0.376 | 0.118 | 0.687 |
| F2 | 0.432 | 0.142 | 1.54 |
| F3 | 2.945 | 0 | 19.011 |
| F4 | −1.05 | 0 | 0.35 |
| F5 | −0.839 | 0.013 | 0.432 |
| 总数 | −5.155 | 0 | 0.006 |
| 样本数 | | 295 | |
| 模型总预测准确率 | | 95.6% | |
| 拟合优度 | | 0.605 | |

注：$B$ 为回归系数，Sig. 为显著性水平，$Exp(B)$ 为发生比；拟合优度数值越接近 1，模型的解释性越强。

## 1. 家庭医疗支付意愿分析

将三个模型中各个变量的回归系数代回上式，计算出每位居民对家庭医疗的意愿多支付价格的比例，分别计算出居民愿意为家庭医疗多支付的平均价格：相对贫困家庭意愿多为家庭医疗服务支付的价格为 27.561 45 元，小康家庭意愿多为家庭医疗服务支付的价格为 57.056 6 元，富裕家庭意愿多为家庭医疗服务支付的价格为 72.617 6 元。将居民意愿多支付的价格与当前的基本门诊费用相加所得的结果与现有的家庭医疗费用标准较为相近,表明测算结果信度较高,也验证了文章研究成果的可信度。

由回归分析结果可知,在居民个人和家庭特征变量方面,家庭结构、收入、学历及对于家庭医疗的认知水平是影响因变量的显著变量,作用方向与预期相一致。通常,受教育程度是影响居民对于事物认知和选择的重要因素,居民学历越高,越容易接受新事物并有购买意愿,因此更愿意使用家庭医疗服务;收入是决定居民消费能力的重要因素,收入越高居民选择家庭医疗的可能性也就越大。实证分析结果表明,对家庭医疗认知情况的三变量对居民意愿多支付价格的影响程度较大。性别变量和居住区变量系数为负,回归结果与文章预期一致,说明当下相较于男性,女性对家庭医疗的便利性更加青睐,愿意为其支付更高的费用。同时居住区变量结果表明越偏向于上海市偏远区域,居民多为家庭医疗服务支付费用的可能性将越低,这是因为城市中心区域相应的社区家庭医疗试点较多,宣传力度较大,社区医疗试点是推行家庭医疗服务的重要载体,更为权威的医生,更加完善的医疗设施配备更容易得到居民的认可与接受。

### 2. 传统就医模式调查分析

由调查可知,当前上海医保门诊诊查费标准为:一级医院门诊诊疗费用为 9 元;二级医院普通门诊诊查费用为 16 元,医院副主任医师的收费标准为 24 元,主任医师的收费标准为 32 元;三级医院普通门诊诊查费用为 22 元,医院副主任医师的收费标准为 30 元,主任医师的收费标准为 38 元。通过对调查结果进行统计(表 4 - 5、表 4 - 6),随着居民收入水平的不断提高,不仅在医院选择方面更倾向于大型医院,而且医师选择上也更倾向于高水平的医师。此外,相对贫困的家庭出行通常选择公共交通工具,出行成本相较之下花费较少。通过加权平均计算出,在随机误差的影响下,相对贫困家庭传统就医诊疗费用为 35.01元,小康家庭传统就医诊疗费用为 40.33 元,富裕家庭传统就医诊疗费用为 45.36 元。综上,可以计算出在不同家庭收入类别的划分下,居民愿意为享受家庭服务支付的费用(表 4 - 7)。通过以上数据分析可以发现对于家庭医疗服务,基于家庭收入的不同以及其他相关因素的影响,居民愿意支付的价格与当前价格标准之间存在着一定的差距,而这个价格差距正是政府、医疗保险机构以及医院三方需要解决的问题。

表4-5　居民普通就医模式调查统计

|  |  | 相对贫困家庭/户 | 小康家庭/户 | 富裕家庭/户 |
|---|---|---|---|---|
| 医院选择 | 三级医院 | 37 | 98 | 33 |
|  | 二级医院 | 24 | 58 | 13 |
|  | 一级医院 | 2 | 23 | 7 |
| 出行工具选择 | 步行 | 18 | 27 | 7 |
|  | 出租车 | 8 | 35 | 10 |
|  | 地铁 | 18 | 29 | 5 |
|  | 公共汽车 | 15 | 51 | 8 |
|  | 自驾 | 4 | 37 | 23 |
| 出行成本 | 10元以下 | 41 | 43 | 14 |
|  | 10~20元 | 13 | 95 | 16 |
|  | 20~30元 | 4 | 31 | 13 |
|  | 30元以上 | 5 | 10 | 10 |
| 医生选择 | 普通门诊医师 | 28 | 60 | 12 |
|  | 副主任医师 | 25 | 64 | 14 |
|  | 主任医师 | 10 | 55 | 27 |

表4-6　居民普通就医成本统计表

| 家庭 | 变量 | 比例/% | 家庭 | 变量 | 比例/% | 家庭 | 变量 | 比例/% |
|---|---|---|---|---|---|---|---|---|
| 相对贫困 | 三级医院 | 58.13 | 小康 | 三级医院 | 54.75 | 富裕 | 三级医院 | 62.26 |
|  | 二级医院 | 38.19 |  | 二级医院 | 32.40 |  | 二级医院 | 24.53 |
|  | 一级医院 | 3.17 |  | 一级医院 | 12.85 |  | 一级医院 | 13.21 |
|  | 普通门诊医师 | 44.44 |  | 普通门诊医师 | 33.52 |  | 普通门诊医师 | 22.64 |
|  | 副主任医师 | 39.68 |  | 副主任医师 | 35.75 |  | 副主任医师 | 26.42 |
|  | 主任医师 | 15.88 |  | 主任医师 | 30.73 |  | 主任医师 | 50.94 |
|  | 10元以下 | 65.08 |  | 10元以下 | 24.02 |  | 10元以下 | 26.42 |
|  | 10~20元 | 20.63 |  | 10~20元 | 53.07 |  | 10~20元 | 30.19 |
|  | 20~30元 | 6.35 |  | 20~30元 | 17.32 |  | 20~30元 | 24.53 |
|  | 30元以上 | 7.94 |  | 30元以上 | 5.59 |  | 30元以上 | 18.86 |

表 4-7　居民对于家庭医疗服务支付意愿的估算结果

| 家庭 | 意愿多支付价格/元 | 传统平均就医成本/元 | WTP/元 |
|---|---|---|---|
| 相对贫困家庭 | 27.561 45 | 35.01 | 62.571 45 |
| 小康家庭 | 57.056 6 | 40.33 | 97.386 6 |
| 富裕家庭 | 72.617 6 | 45.36 | 117.977 6 |

综上,可以得出以下研究结论。

第一,不同主体对于家庭医疗服务的认知和接受水平不同,受到个体、家庭和社会等多方面因素的影响。

由于当下家庭医疗服务市场不完善,相关配套机制和售后服务机制不健全,很多消费者仍对家庭医疗服务持观望态度,使得政府以及医疗监管机构需要发挥作用成为必然,相关部门必须出台相应的规章制度,建立严格的家庭医疗市场准入标准,提高居民的安全感。现阶段我国家庭医疗产业的发展既要加大投入,成立更多家庭医疗试点,鼓励更多家庭医生和社区医生的加入,增大医疗团队的"后备军"数量,为居民提供更加优质的服务;更要建立完善的医疗监管体制,规范市场,有相关的医疗惩罚机制作担保以增加居民的信任。

第二,不同家庭的支付意愿受自身经济实力的影响是巨大的,政府及相关机构可以以此为切入点进行深层次的推广。

据本章研究结果发现,受家庭经济状况的影响,相对贫困、小康和富裕居民对于家庭医疗的支付意愿分别为当前家庭医疗试点医疗服务价格的 78.21%、122% 和 147%,其中以小康家庭和富裕家庭为代表的居民的支付意愿已经超过了当前的试点价格,说明对于大部分经济条件较好的居民来说对家庭医疗是存在使用意愿的,价格标准也是在可以接受的范围内的,家庭医疗服务的推广是有价值和有潜力的。但对相对贫困的家庭来说,家庭医疗服务需要的花费超过了居民的最大支付意愿,尽管居民对其有使用需求,但终因支付意愿有限难以转化为实际需求。因此,政府、医疗单位和保险机构为其提供相应的帮助是促进家庭医疗在我国发展的重要因素。

第三,居民的个人认知情况是影响对家庭医疗支付意愿的显著变量。

据因子分析和 Logistic 回归的结果表明,影响居民对家庭医疗支付意愿的显著性变量既包括收入、受教育程度和性别等个体特征,也包括居民对家庭医疗的认知及对医师的选择等主观思维,其中居民的个人认知情况是影响支付意愿的显著因素。对于家庭医疗服务越了解的居民,越容易接受家庭医疗服务,并愿意为其支付更高的费用,使用过家庭医疗服务的居民的接受度比从未使用过的居民高出很多。因此,在当前既定的家庭和个人情况的条件下,通过增加居民对家庭医疗服务的主观认知,提升居民对于家庭医疗的熟悉度,可以有效提高居民对家庭医疗的接受意愿和支付意愿,促进家庭医疗服务在我国的推广。

# 本章小结

如今医患矛盾已然是居民生活中面临的主要矛盾之一,而家庭医疗确实能够有效地解决这一难题,缓解当前的医疗就诊压力。最关键的还是差异化定价模型的设计。差异化定价可以有效缓解目前医疗资源分布不均匀、不同家庭的收入不相同导致的家庭医疗服务推广难的问题。本章通过对居民关于家庭医疗多支付价格的意愿进行调查,运用概率回归和 Logistic 回归的方法计算出在不同收入类别下居民意愿多支付的价格,加上相对应的传统医疗模式下花费的费用,得出居民对家庭医疗的支付意愿,了解到与现有价格标准的差距,为相关方制订出最为合理的价格补助范围以及供应针对性的服务提供理论基础,以实现家庭医疗的差异化定价,推进家庭医疗服务在我国的发展。

但是本研究还存在很多不足之处,首先关于定价方面的研究是一个难题,缺乏一个更为完善的模型来处理数据。目前的研究方法是通过逻辑回归计算出不同经济水平下意愿支付价格的不同,再根据问卷统计结果计算出传统医疗平均成本,虽然有一定的科学性,但最后计算出的结果为三个差异化价格,并不是一个差异化的定价范围,缺乏准确度。其次是由于均为实地调研,受各方面的限制,目前的样本数量较少,最终结果会相对缺乏代表性,需要进行深层次的扩大化研究。此外,得出最终的差异化价格后,更为稳妥的是针对不同层次的居民制定出有针对性的补贴比例,并进行验证以说明原因,但由于对政府、医疗单位和保险机构的实际出台政策或者措施的过程缺乏了解,目前无法得出最为完善的对策与标准,需要在今后进行进一步推进。

当下,随着居民对更加完善的医疗资源的需求不断提升,对医疗单位和相关人员都提出的更高的要求。家庭医疗服务作为新型的一种服务模式,势必能够很大程度地缓解线下的拥挤现状,再加上国家的政策扶持,必然是一个"朝阳产业"。希望在未来可以对家庭医疗服务进行进一步探讨与了解,基于当下的研究基础,重点聚焦于价格模型的构建,结合智能化的资源,更好地针对不同的家庭,最大范围地以相对公平的体系实现家庭医疗服务在我国的推广。

## 参考文献

［1］ Asenso-Okyere W K，Osei-Akoto I，Anum A，et al. Willingness to pay for health insurance in a developing economy. A pilot study of the informal sector of Ghana using contingent valuation［J］. Health Policy, 1997,42(3)：223 – 237.

［2］ Homburg C，Koschate N，Hoyer W D. Do satisfied customers really pay more? A study of the relationship between customer satisfaction and willingness to pay［J］. J Mark，2005,69(2)：84 – 96.

［3］ 陈洁,王方华.感知价值对不同商品类别消费者购买意愿影响的差异［J］.系统管理学报,2012,21(6)：802 – 810.

［4］ 成韵,刘勇.顾客价值对购买决策影响的实证研究［J］.科技管理研究,2013,33(2)：203 – 207.

［5］ Charles S. Process of ore separation：U. S. Patent 1,509,266［P］. 1924 – 9 – 23.

［6］ Thurstone L L. A new rotational method in factor analysis［J］. Psychometrika, 1938,3(4)：199 – 218.

［7］ Shih H P. An empirical study on predicting user acceptance of e-shopping on the Web［J］. Inf Manage, 2004,41(3)：351 – 368.

［8］ Krystallis A，Chryssohoidis G. Consumers' willingness to pay for organic food：Factors that affect it and variation per organic product type［J］. Br Food J, 2005,107(5)：320 – 343.

［9］ 夏冕.影响农村合作医疗农民意愿的因素分析［J］.中国初级卫生保健,2004,18(7)：7 – 9.

［10］ 陈雨生,乔娟,赵荣.农户有机蔬菜生产意愿影响因素的实证分析——以北京市为例［J］.中国农村经济,2009,(7)：20 – 30.

［11］ 邹俊.消费者网购生鲜农产品意愿及影响因素分析［J］.消费经济,2011,(4)：69 – 72.

［12］ Ciriacy-Wantrup S V. Capital returns from soil-conservation practices［J］. Journal of farm economics，1947,29(4)：1181 – 1196.

［13］ Davis J C，Sampson R J. Statistics And Data Analysis In Geology［M］. New York：Wiley, 1986.

［14］ O'Brien B，Gafni A. When do the "dollars" make sense? Toward a conceptual framework for contingent valuation studies in health care［J］. Med Decis Mak, 1996,16(3)：288 – 299.

［15］ 张琦.河北省正定县菌痢患者疾病经济负担及疫苗支付意愿研究［D］.上海：复旦大学,2004.

［16］Asgary A，Willis K，Taghvaei A A，et al. Estimating rural households' willingness to pay for health insurance［J］. Eur J Health Econ，2004,5(3)：209 - 215.

［17］Callan A，O'Shea E. Willingness to pay for telecare programmes to support independent living：results from a contingent valuation study［J］. Soc Sci Med，2015,124：94 - 102.

［18］Janssens W，Gustafsson-Wright E，Beer de I，et al. A unique low-cost private health insurance program in Namibia：protection from health shocks including HIV/AIDS［J］. Development Issues，2008,10：13 - 15.

［19］Dror D M，Radermacher R，Koren R. Willingness to pay for health insurance among rural and poor persons：Field evidence from seven micro health insurance units in India ［J］. Health Policy，2007,82(1)：12 - 27.

［20］郝亚亚,毕红霞.农村空巢老人社区居家养老选择意愿分析——基于山东省的问卷调查［J］.调研世界,2017,(8)：23 - 31.

［21］Varian H R. Differential pricing and efficiency［J］. First Monday，1996,1(2).

［22］Danzon P M，Towse A. Differential pricing for pharmaceuticals：reconciling access，R&D and patents［J］. Int J Health Care Financ Econ，2003,3(3)：183 - 205.

［23］Stange K. Differential pricing in undergraduate education：Effects on degree production by field［J］. J Policy Anal Manage，2015,34(1)：107 - 135.

［24］刘军弟,王凯,韩纪琴.消费者对食品安全的支付意愿及其影响因素研究［J］.江海学刊,2009,(3)：83 - 89.

［25］汪小梅,田英莉,赵静.基于顾客感知价值的信息产品定价方法研究［J］.情报杂志,2010,29(2)：164 - 167.

［26］吴昊,程楠.我国高速铁路运价差异化策略研究——基于需求弹性的分析［J］.价格理论与实践,2017,(10)：56 - 59.

［27］李淑梅.供应链产品销售与定价策略研究——基于品牌价值差异化的分析与选择［J］.价格理论与实践,2017,(12)：157 - 160.

［28］祝虹乔,石雪,徐庆.基于产品垂直差异化的双边市场定价分析［J］.商业经济研究,2018,(3)：63 - 67.

［29］李利,宋志坚,郑思琳.基于卫生经济学及RBRVS的护理服务项目定价模型研究［J］.护理研究,2018,32(1)：55 - 59.

第五章

# 家庭医疗服务关键资源能力配置：以上海市为例

---

**导语**

　　在人口老龄化的挑战下，家庭医疗服务能够有效缓解人口老龄化带来的医疗资源短缺的问题，并且提供高质量的服务，近年来，中国政府更加重视家庭医疗服务的推广。

　　衡量患者对家庭医疗服务满意度的指标有四个：响应时间、患者等待时间、服务质量和服务价格。根据面对面调查的结果，家庭医疗服务中心的位置是否适当是影响患者满意度的主要决定因素。此外，还可以降低投资成本，实现家庭医疗的可持续发展。因此，家庭医疗服务中心的选址规划具有重要作用。通过调查上海市家庭医疗现状，提出考虑实际约束条件的选址规划模型，可以为决策者制定有效的选址规划，为促进我国家庭医疗的可持续发展提供一些政策启示。在未来，如何建立一个将实际约束考虑在内的随机规划模型也是值得关注的研究课题。

# 第一节　家庭医疗服务关键资源能力配置概述

医疗资源短缺和人口老龄化问题在中国日益突出。在中国，60 岁以上老年人口超过 2 亿，占中国总人口的 14.9％。这个数字明显高于联合国制定的传统老龄化社会标准（10％）。特别地，80％～90％的老年人患有各种慢性疾病，并且面临来自家庭保健问题的相应压力。根据中国老龄协会的预测，在未来的 20 年里，中国将进入老龄化高峰时期，预计老年人口（根据《2013 年中国老龄事业发展报告》，60 岁及以上人口为老年人口）将持续以每年 1 000 万的速度增长。总之，"未富先老"的问题在中国变得越来越严重。

家庭医疗服务作为一种新型的医疗服务模式，其效率更高、灵活性更强、便捷性更强，可以有效缓解医疗资源短缺的问题，尤其可以在降低医疗成本的同时提高服务质量（Chahed 等，2009；Davies 等，2003）。为了应对人口老龄化带来的医疗问题。近年来，中国政府更加重视家庭医疗服务的推广。以上海市为例，为了探索"开发由全科医生主导的医疗团队提供的社区卫生服务"的服务模式〔在医学界，全科医生（GP）是治疗急性和慢性疾病并且为患者提供预防保健和健康教育的医学博士〕。自 2003 年起，上海市在长宁区、普陀区等地开展了 11 个社区卫生服务中心试点。截至 2014 年，上海市所有社区卫生服务中心建立了家庭医生或执业护士制度，约 1/6 的居民与家庭医生签订了家庭医疗服务合同。

作为中国人口最多的城市，上海市正面临着人口老龄化的严峻挑战。因此，在上海地区调查遇到的障碍，以及家庭医疗服务发展的决定性因素，可以为中国其他城市或地区提供良好的参考。基于这种考虑，我们在上海市的几个地区进行了面对面的调查，以探讨家庭医疗服务发展的影响因素。结果表明，家庭医疗服务中心的选址对于提高患者满意度具有决定性作用，这对医疗服务提供者来说至关重要。然而，尽管许多学者对患者满意度的决定因素进行了研究（Mourad 等，2010），但对患者满意度的概念没有一致的定义，因为满意度是多维的（Batchelor 等，1994；Tam 等，2007）。根据在中国面对面调查的结果，衡量患者家庭医疗保健满意度的指标有四个：第一，响应时间；第二，患者等待时间；第三，服务质量；第四，服务价格。一般来说，响应时间受医务人员的数量等其他因素影响。患者等待时间是家庭医疗服务的质量指标，受到家庭医疗服务中心的选址规划及医务人员的安排和调度的影响。家庭医疗服务质量受到医疗工作者水平和医疗设备改善程度的影响。服务价格受到定价方案或政府规定的价格规格的影响。特别是,家庭医疗服务中心的位置是否适当是影响患者满意度的主要决定因素,也是影响医务人员能否为患者提供及时便捷服务的决定性因素。因此,家庭医疗服务中心的选址规划问题变得尤为重要。

本研究的主要贡献如下:①通过对上海市家庭医疗现状的调查,探讨影响家庭医疗服务发展的因素,为我国其他地区家庭医疗服务中心选址规划提供有价值的参考;②提出考虑实际约束条件的选址规划模型,进行敏感性分析,在一定程度上优化家庭医疗服务中心的现有布局;③通过对上海市的实证分析,为决策者制定有效的选址规划,为促进我国家庭医疗的可持续发展提供一些政策启示。本章节的其余部分将按如下方式组织:第二节介绍了简明的文献综述;第三节构建了选址优化模型;第四节提供了本研究的实证分析和相关结果,并给出了结论;最后,在第五节中做了总结。

## 第二节　家庭医疗关键资源能力配置 国内外研究现状

家庭医疗能力配置包括,家庭医疗医生、护士工作量的平衡,社区服务选址等(对国内外研究现状总结如表5-1所示)。

表5-1　家庭医疗能力配置国内外现状表

| 文献名称 | 摘　要 | 研究的主要问题 | 运用的方法 |
|---|---|---|---|
| 1. 在持续护理情况下为最小化加班时间,家庭护理服务中强有力的"护士到患者"分配(Lanzarone 和 Matta, 2014) | 家庭护理供应商是复杂的组织,因为管理数量巨大的患者,在具有高度不确定性的环境下提供员工和资源。因此,为了避免无效组织和低质量服务,强有力的资源计划在家庭医疗组织的运营中是至关重要的。在持续护理情况下,家庭医疗计划中的一个主要问题是分配相关护士到患者,因为这个决定对护士在患者的整个护理期的工作量有很大影响 | ① 减少加班时间;<br>② 医护人员分配问题;<br>③ 突发状况突发需求 | 归纳分析 |

（续表）

| 文献名称 | 摘　要 | 研究的主要问题 | 运用的方法 |
|---|---|---|---|
| 2. 针对家庭护理服务的分配问题的基数约束模型（Carello 和 Lanzarone, 2014） | 家庭护理的主要问题是护士与患者的分配。在文献中，服务的连贯性通常被视为一个软约束，而不是作为一个硬约束。不确定性是护士与患者分配中存在的另一个问题，它通常采用随机规划或分析政策来管理。但是，即使这两种方法改善了实际上可设置的分配的质量，也是有限的。本文开发了一个基数约束稳健的分配模式，在意大利现实生活中的情况下进行测试，以便评估其减少相关费用和护士时间的能力 | ① 需求的不确定性；② 护理的连续性；③ 存在倦怠风险；④ 最小化总的时间花费和相关事项的费用花费 | 基数约束模型 |
| 3. 居家护理服务中的客户指派问题（Hertz 和 Lahrichi, 2009） | 本文着手于如何将需要家庭医疗的顾客分配给护士，旨在平衡护士工作量的同时避免在访问顾客中的长途路程。我们构建了两种模型：带有线性约束的二次目标函数，可以通过 CPLEX 求解；以及一个更加复杂、带有非线性约束的模型，我们通过禁忌搜索算法求解 | 平衡护士工作量（执行工作量、客户数量、行走距离）并减少总路程量 | 线性规划模型求解和禁忌搜索算法（非线性） |
| 4. 对家庭护理患者的成本分配策略（Lanzarone 和 Matta, 2012） | 家庭护理中的患者分配包括给每一个新增患者分配医生。要注意护理的连续性，即在相当长的一段时间内不可改变任务。任务分配的目的之一是平衡每个护理人员的工作量，已经分配给医护人员的工作量可以假定成随机变量，而新的患者相关的需求具有确定性和随机性。结果表明，当提及已分配工作负载的变化时，新的患者的需求的变化可以忽略不计。满足最大化期望的情况下的数值比较表明给政策的实施可以达到更好的均衡和成本的节约 | 新增加一个患者时，平衡工作量并且节约成本 | |
| 5. 关于对家庭医疗医患分配的简易策略（Lanzarone 和 Matta, 2010） | 本文论述了在持续护理条件的限制下，从一系列的可选择的对象中选择，将家庭医疗的患者分配给一个护理人员。为了平衡护理人员之间的工作量，家庭医疗的提供者通常采用的方法建立在护理人员的能力和最小工作量的差别的基础之上。在论文中，提出了一个策略，通过是否考虑患者需求的变化，用最低的成本增量分配一个新入院患者 | ① 不考虑患者要求的可变性；② 不考虑患者对服务质量的感知维度 | |
| 6. 家庭医疗方面护士-患者分配问题（Lanzarone 和 Matta, 2012） | 家庭健康护理（HHC）方面持续性医疗下的护士——患者分配问题，包含了给每个新进入的患者分配一个对应的护士，并且长时间不改变分配计划的内容。每个新患者的护士是从一系列可对比护士中被选中的，主要 | 患者-护士配置问题、家庭医疗、人力资源计划、医疗的持续性、结构政策 | 数学建模［患者随机模型（patient stochastic model）］ |

（续表）

| 文献名称 | 摘　要 | 研究的主要问题 | 运用的方法 |
| --- | --- | --- | --- |
| | 的目标是平衡护士的工作量。本文列举了一些有结构的政策问题来解决 HHC 方面的问题。他们考虑了患者需求的随机性目标是最小化在护士能力范围之内的访问时间。为了研究患者需求,本文同样也通过一个患者随机模型来描述患者医疗路径以及方位需求。最后,运用了一些相关的真实案例,并且展示了一些通过模型所获得的优势 | | |
| 7. 基于 Pareto 多目标遗传算法的公共服务设施优化——以深圳市医院选址为例(Liu 等,2010) | 本文设计了行列号组合编码方式,以及多种重组方法相结合的遗传操作算子,构建了Pareto 多目标遗传算法选址模型,将模型应用于大规模数据环境下的深圳市公共设施优化选址中,取得了较好的实验结果 | 公共服务设施选址问题、遗传算法、多目标优化 | Pareto 多目标遗传算法 |
| 8. 基于随机规划的医院选址方法研究(Diao 和 Jiang,2009) | 引入月就医人次数这一服从某概率分布的随机参数,以最小化地区内人口与医疗资源间的权重距离总和为目标,建立了医院选址整数规划模型。提出了两种处理随机参数的方法:一是利用蒙特卡罗仿真方法对随机参数进行模拟,利用数值实验实现算法并体现其收敛性;二是基于场景分析,以多个发生概率具有相关性的预测场景来模拟地区内不确定的就医需求,并通过实际案例证明了基于场景分析的算法具有收敛性 | 随机规划、医院选址、医疗资源、确定性模型、整数规划模型 | 随机规划 |
| 9. 基于模糊层次分析法及其衍生物的医院选址(Vahidnia 等,2009) | 本文考虑的具体问题是如何创建一个分布良好的医院网络,以最少的时间、污染和成本向目标人群提供服务。将地理信息系统(GIS)分析与模糊层次分析法(FAHP)相结合,开发了一种多准则决策分析方法,并利用该方法确定了德黑兰市区某新医院的最佳选址。通过计算 GIS 中每个像素的可达性指数(人口密度与出行时间之比)来评估新医院站点的可用性。随着在最佳选址增加一家新医院,这一指标改善了约 6.5% 的地理区域 | GIS、MCDA、模糊范围分析、区域中心去模糊化、基于 $\alpha$-cut 的方法 | 模糊层次分析法、GIS |
| 10. 医院选址采用两阶段模糊多准则决策过程(Soltani 和 Marandi,2011) | 城市活动/设施选址是城市规划者和决策者做出的重要决策之一。本文利用 GIS 与模糊分析网络综合处理系统,分析了在伊朗设拉子大都市区 5 区进行医院选址的过程和结果。采用模糊分析网络方法计算各方案 | 城市规划、选址、多标准决策、模糊逻辑、GIS | 模糊多准则决策(MCDM) |

（续表）

| 文献名称 | 摘　要 | 研究的主要问题 | 运用的方法 |
|---|---|---|---|
| | 的权重。然后进行敏感性分析,测量决策在不同准则下的弹性。本研究为规划实务提供一个更全面的选址决策工具 | | |
| 11. 医院选址分析（Varnakovida 和 Messina, 2006） | 密歇根社区医院的任务是为不同的人群提供服务,并提供全方位的医疗程序。这些医院的精确设置是由一系列不同的地理和历史因素决定的,包括每个设施建造时的人口分布、现有地点的物理特征及当时的人文和政治环境。本研究使用的方法量化了全州现有医院的就医人数,并考虑到最近医院的距离和道路网络密度等因素,以估算出行时间。超出特定时间阈值的区域被标识为有限访问区域(LAA)。这一标准现已成为国家政策中评价社区医院新方案的依据。研究结果有助于决策者了解与卫生保健可及性和公平性的需求和可及性维度相关的一些空间复杂性 | 密歇根州社区医院位置的实证分析 | |
| 12. 结合 FDM 与 DANP 方法应用于老人养护机构区位选址的研究（Kim D G 和 Kim Y D, 2010） | 本文重点讨论确定长期护理设施位置的问题,目的是平衡分配给设施的患者数量。通过开发优势属性、下边界方案和启发式算法来提出分支定界算法,以获得问题的上界。为了评估建议的分支和边界算法,对许多测试问题进行计算实验。实验结果表明,所提出的算法在合理的计算时间内给出了实际尺寸问题的最优解 | 设施选址问题、长期护理设施、分支定界法 | 分支定界法 |
| 13. 紧急服务设施的位置（Toregas 等, 1971） | 本文将应急设施的位置视为一套覆盖问题,目标成本相等。这些集合由每个请求点的指定时间或距离内的潜在设施点组成。针对需要"覆盖"的每个请求点编写一个约束,并且应用线性编程来解决覆盖问题,根据需要添加单切约束以解决分数解 | 覆盖问题、线性规划 | 线性规划 |
| 14. 确定性条件下社区护理中心选址规划探讨（Cong 等,2013） | 根据已知的需求,本文提出了一种数学规划模型来解决家庭护理中心的位置问题。目的是最小化确定每个家庭护理中心的位置,服务项目和容量的总成本。使用 IBM ILOG CPLEX 解析模型并进行灵敏度分析。数值实验表明,多周期模型可以降低总成本 | 选址、家庭医疗中心、线性规划 | 线性规划 |

　　许多学者对家庭医疗的应用进行了研究（Lanzarone 等,2014；Milburn, 2012；Lanzarone 等,2010）。此外,近年来,医疗服务的可持续性也受到了研究

人员和政策制定者越来越多的关注(Carnero,2015;Kim 等,2015;Fischer,2014)。

选址规划问题是运筹学领域的经典问题,该问题的解决方案旨在通过给定数量的设施最大限度地满足资源需求。具体而言,中间值问题、最大覆盖位置问题和中心问题是位置问题的三个经典模型。中间值问题的解决方案由 Hakimi 于 1964 年(Hakimi,1964)提出,它可以提供从需要服务的地方到目的地的最短距离。覆盖位置问题可分为最大覆盖位置问题和集合覆盖位置问题。Church 和 ReVelle(1976)通过将服务中心的最优选址限制在网络节点上,提出了最大覆盖位置问题。集合覆盖位置问题首先由 Roth 提出(1969),他解决了消防中心的位置问题、最佳救护车位置和其他紧急服务设施的位置问题。与集合覆盖位置问题不同,中间值问题是极小极大问题,使得其在固定数量的设施的约束下计算从需要地点的任何服务到最近设施的最大距离最小。

截至目前,针对医学领域的定位问题已经做了大量的研究。为了优化医院选址,Liu 等(2010)建立了 Pareto 多目标通用算法定位模型。Diao 和 Jiang(2010)不仅引入了顾客偏好和交通流量等因素,还使用蒙特卡罗方法模拟了医院每月的就诊次数。Vahidnia 等(2009)利用模糊层次分析法,通过结合地理信息系统(GIS)优化医院位置。Soltani 和 Marandi(2011)基于模糊多准则决策(MCDM)研究了医院的潜在位置。Varnakovida 和 Messina(2015)对密歇根州社区医院的位置进行了实证分析。美国 Kim 等(2010)采用分支定界算法确定长期护理设施的位置。Toregas 等(1971)将应急设施描述为一套覆盖问题,并使用线性规划求解该问题。为了优化定位方法,Cong 等(2013)在研究一定需求下家庭医疗中心网络定位问题时,也考虑了定位和能力部署的问题。

关于家庭医疗服务中心选址规划问题的研究仍然相对较少(Sahin 和 Matta,2014;Gupta 和 Denton,2008;Galal 和 Moneim,2015)。与传统的医疗服务相比,家庭医疗的特殊性在于医护人员需要提供上门服务,患者满意度随着等待时间的延长而下降(Hiermann 等,2015;Bertels 和 Fahle,2006;Trautsamwieser 和 Hirsch,2011;Rasmussen 等,2012)。然而,如果等待时间超过可接受和可容忍的限度,患者满意度将呈指数下降,当患者终止家庭医疗服务请求并选择其他类型的医疗服务时,患者满意度甚至可降至零。同时,各级医务人员的数量也影响着各服务中心的能力。基于以上分析,本章节试图建立家庭医疗服务中心的选址模型,以降低医疗成本,提高医疗效率(表 5 - 1、表 5 - 2)。

表 5-2 家庭医疗运作管理的综述

| 文献名称 | 摘 要 | 研究的主要问题 | 运用的方法 |
|---|---|---|---|
| 1. 在家庭医疗机构中运用患者活动项目来改善运营管理（Chahed 等，2006） | 在保证患者护理传送过程的连续性方面存在一个很大的挑战，因为提供给患者的服务可能需要具备多种技能、不同等级规划的几个卫生专业人员来完成。为了能在家庭医疗结构中为患者提供医疗服务，卫生专业人员需要根据自己的状态（服务性质、隐含的资源等）来决定提供给患者的服务的内容和形式。在实践中，卫生专业人员在严格的治疗目标下实施治疗项目（例如，护理计划），但是不能保证运行计划适合于患者的护理过程。为了解决这个问题，我们在本文中介绍一个更广泛的概念：患者的活动项目。我们会描述这样的包含特别有趣的信息的活动规划工具会如何建立。然后，我们会讨论家庭医疗结构如何运用这一工具来以一种更有效的方式进行运营管理 | 使治疗计划与治疗过程相契合，保证治疗过程的连续性 | |
| 2. 运营管理在家庭医疗服务中的运用：区域划分问题的分析（Benzarti 等，2013） | 在本文中，我们关注一个家庭健康护理服务所面临的问题，即区域划分问题。我们的贡献包括将家庭健康护理区域划分问题用一个混合整数规划模型来表示，考虑一些标准例如基本单位的不可分割性（如患者的住所）、紧密度、人力资源与相容性之间的工作负荷平衡。开发出的公式基于平衡个人护理工作负荷以及最小化到达患者住所的路程。从模型中得到的计算结果显示，该模型能够通过最优化紧密度和工作负荷平衡标准来提高家庭健康护理服务的质量 | 家庭医疗中的区域划分，既平衡个人工作量又最小化到达患者住所的旅行路程 | cplex 11.1 软件 |
| 3. 社会经济学不一致在家庭医疗方面的可行性和运用（Goodridge 等，2012） | 家庭医疗服务为了满足老年人和一些慢性疾病的增长的需要正以一个较快的速度在拓展。由于家庭医疗服务在一些国家被作为加入保险的服务有一些困难，人们需要自己支付一些家庭医疗服务费用。这些付款可能对社会经济最底层的人来说有一些限制。先前的研究证明了在社会经济学层面医疗服务是呈阶梯式的，一些最需要医疗服务的也正是最贫穷的。几乎很少人关注到这点，因此我们认为社会经济地位会影响家庭医疗服务 | 平等性、社会经济学地位、不同性、基于社会的医疗问题 | Databases CINAHL、Medline、Socindex |

# 第三节　家庭医疗服务中心选址模型构建

## 一、数学规划模型

本章节重点研究在固定的一片区域,已知家庭护理中心的候选点及需求点,在服务人员的服务能力和数量的限制下,解决家庭护理中心的选址问题(Cong等,2013;Du等,2015)。

### 1. 模型基于以下基本假设

(1)各阶段各个需求点对各项服务的需求都是确定的。

(2)不允许关闭已经开设的服务点,且护理中心的能力容量可以在下一阶段扩大。

(3)不允许关闭已有服务点所提供的医疗服务项目,也不考虑解雇员工的情况。

(4)医护人员的工资、单位旅行成本不随时间变化。

### 2. 下标

(1)$i$ 表示服务点($i=1,\cdots,I$)。

(2)$j$ 表示需求点($j=1,\cdots,J$)。

(3)$k$ 表示服务种类($k=1,\cdots,K$)。

(4)$l$ 表示服务人员级别($l=1,\cdots,L$)。

(5)$t$ 表示时间阶段($t=1,\cdots,T$)。

### 3. 参数

(1)$c_i$ 表示建立服务点 $i$ 的投资成本,与地理位置相关。

(2)$c_k$ 表示开设服务 $k$ 的投资成本(即专业设备成本),该值与服务种类相关。

(3)$c_k^1$ 表示提供服务 $k$ 的医护人员的单位小时薪资。

(4)$c_{ij}$ 表示服务点 $i$ 到需求点 $k$ 提供一次服务的距离成本。

(5)$d_{jkt}$ 表示在第 $t$ 个阶段需求点 $j$ 对服务 $k$ 的需求量。

(6)$\tau_k$ 表示服务 $k$ 的执行时间。

(7)$t_{ij}$ 表示从服务点 $i$ 到需求点 $j$ 的旅行时间,即需求产生后,服务人员需要多长时间才能到达顾客家中为其服务,表征需求的响应时间,因此,服务点 $i$

为需求点 $j$ 提供一次服务 $k$ 的总时间为 $\tau_k + 2t_{ij}$。

（8）$\alpha$ 表征货币的时间价值，$\alpha_{t-1}$ 就是资金在第 $t$ 个阶段的时间价值系数；货币的时间价值指当前所持有的一定量货币比未来获得的等量货币具有更高的价值。

（9）$F_i$ 表示服务点 $i$ 的能力容量上限，与服务点的建筑面积等因素有关。

（10）$H_{lt}$ 表示第 $t$ 个阶段 $l$ 等级服务人员的数量上限。

（11）$P$ 表示每种服务需求满足率的底线。

（12）$U_k$ 表示服务 $k$ 响应时间的上限，即从服务点到需求点的旅行时间上限。

（13）$E_k$ 表示顾客期望服务 $k$ 的响应时间。

### 4. 决策变量

（1）$x_{it}$ 为 0 - 1 变量，表示在第 $t$ 个阶段是否设立服务点 $i$，设立为 1，否则为 0。

（2）$y_{ikt}$ 为 0 - 1 变量，表示在第 $t$ 个阶段在服务点 $i$ 是否开设第 $k$ 项服务，开设为 1，否则为 0。

（3）$n_{ilkt}$ 表示在第 $t$ 个阶段服务点 $i$ 第 $l$ 级服务人员提供服务 $k$ 的能力。

（4）$z_{ijkt}$ 取值在 0～1，表示第 $t$ 个阶段服务点 $i$ 满足需求点 $j$ 对服务 $k$ 的需求的百分比。

## 二、模型的目标

$$\min \sum_{t=1}^{T} \sum_{i=1}^{I} \alpha^{t-1} c_i X_{it} + \sum_{t=1}^{T} \sum_{i=1}^{I} \sum_{k=1}^{K} \alpha^{t-1} c_k y_{ikt} +$$
$$\sum_{t=1}^{T} \sum_{i=1}^{I} \sum_{l=1}^{L} \sum_{k=1}^{K} c'_k n_{ilkt} + \sum_{t=1}^{T} \sum_{i=1}^{I} \sum_{j=1}^{J} \sum_{k=1}^{K} c_{ij} z_{ijkt} d_{jkt} \tag{5.1}$$

## 三、模型的约束条件

$$y_{ikt} \leqslant x_{it} \quad \forall i, k, t \tag{5.2}$$

$$z_{ijkt} \leqslant y_{ikt} \quad \forall i, j, k, t \tag{5.3}$$

$$n_{ilkt} \leqslant y_{ikt} M \forall i, l, k, t (M \text{ 为极大数}) \tag{5.4}$$

$$\sum_{l=1}^{L} \sum_{k=1}^{K} n_{ilkt} \leqslant F_i \quad \forall i, l, k, t \tag{5.5}$$

$$\sum_{j=1}^{J}(\tau_k + 2t_{ij})z_{ijkt}d_{jkt} \leqslant \sum_{l=1}^{L}n_{ilkt} \quad \forall i, j, l, k, t \tag{5.6}$$

$$\sum_{i=1}^{I}\sum_{k=1}^{K}n_{ijkt} \leqslant H_{lt} \quad \forall i, l, k, t \tag{5.7}$$

$$P \leqslant \sum_{i=1}^{I}z_{ijkt} \leqslant 1 \quad \forall i, j, k, t \tag{5.8}$$

$$z_{ijkt} \leqslant \frac{t_{ij} - U_k}{E_k - U_k} \quad \forall i, j, k, t \tag{5.9}$$

$$x_{i(t+1)} \geqslant x_{it} \quad \forall i, t \tag{5.10}$$

$$y_{ik(t+1)} \geqslant y_{ikt} \quad \forall i, k, t \tag{5.11}$$

$$x_{it}, y_{ikt} \in \{0, 1\} \quad \forall i, k, t \tag{5.12}$$

$$n_{ilkt} \geqslant 0 \quad \forall i, l, k, t \tag{5.13}$$

$$0 \leqslant z_{ijkt} \leqslant 1 \quad \forall i, j, k, t \tag{5.14}$$

目标函数(1)表示本模型总成本最低。第一项表示服务中心的投资成本总和,第二项表示开设服务的投资成本总和,两项都考虑了资金的时间价值;第三项表示服务中心的人工成本总和;第四项表示提供服务的距离成本总和。

约束条件(2)表示只有开设服务中心才能为顾客提供服务。

约束(3)和(4)表示服务中心只有开设某一项服务才能提供该服务。

约束(5)表示服务点的能力容量不能超过其自身的限制。

约束(6)表示每个服务点的服务总量需要满足服务容量的限制。

约束(7)表示每级的医护人员都有人数的上限。

约束(8)表示每个需求点的需求都要得到一定比例的满足。

约束(9)表示医护人员的响应时间一旦超出了顾客的期望,服务的满足程度就会随超出时间的增加而下降,当超出了响应时间的上限后,该服务即完全无效。

约束(10)和(11)表示已开设的服务中心或者服务不能关闭。

约束(12)～(14)表示了变量的取值范围。

## 四、数值试验

本章节应用了 Lingo11 来对模型求解,先通过代入一些简单的数据以验证模型的合理性。数据分为两个阶段(即 2 年),其中包含了三个服务点和四个需求点,服务点可提供两种服务。资金的时间价值系数 $a$ 为 0.9,每种服务的需求满足率必须大于 70%。

医护人员共分为两级,1 级医护人员的服务能力总量为 30 000 小时(第一年)和 70 000 小时(第二年);2 级医护人员的服务能力总量为 50 000 小时(第一年)和 90 000 小时(第二年)。三个服务点的相关数据和两种服务的相关数据如表 5-3 和表 5-4 所示。

表 5-3 三个服务点的相关数据

| 服务点 | 每年投资成本/元 | 第一年服务能力容/小时 | 第一年服务能力容量/小时 |
| --- | --- | --- | --- |
| i1 | 100 000 | 50 000 | 50 000 |
| i2 | 150 000 | 60 000 | 70 000 |
| i3 | 200 000 | 10 000 | 20 000 |

表 5-4 两种服务的相关数据表

| 服务类型 | 每年投资成本/元 | 单位薪资/(元/小时) | 执行时间/分钟 | 期望响应时间/分钟 | 响应时间上限/分钟 |
| --- | --- | --- | --- | --- | --- |
| k1 | 10 000 | 15 | 60 | 30 | 10 |
| k2 | 15 000 | 25 | 90 | 35 | 15 |

将需求点的数据带入后得到目标函数的最小值为 5 116 880,其中关键结果为:

| | |
| --- | --- |
| X(I1, T1) | 1.000 000 |
| X(I1, T2) | 1.000 000 |
| X(I2, T1) | 1.000 000 |
| X(I2, T2) | 1.000 000 |
| X(I3, T1) | 0.000 000 |
| X(I3, T2) | 1.000 000 |
| N(I1, K1, L1, T2) | 10 080.00 |
| N(I1, K1, L2, T1) | 13 440.00 |
| N(I1, K2, L1, T1) | 27 720.00 |

| N(I1，K2，L2，T2) | 39 920.00 |
| --- | --- |
| N(I2，K1，L1，T1) | 2 280.000 |
| N(I2，K1，L2，T1) | 7 800.000 |
| N(I2，K1，L2，T2) | 20 160.00 |
| N(I2，K2，L1，T2) | 44 020.91 |
| N(I2，K2，L2，T1) | 23 100.00 |
| N(I3，K1，L2，T2) | 11 340.00 |

从上面的结果可以看到,在第一年只需开设 i1 和 i2 服务点即可基本满足大部分需求。由于第二年的需求增加,就需要新设 i3 服务点。各服务的人员配置(总小时数)如表 5-5 所示。

表 5-5 各服务的人员配置表

| 服务点 | 第一年 | | 第二年 | |
| --- | --- | --- | --- | --- |
| | 1级 | 2级 | 1级 | 2级 |
| i1 | 27 720 小时 | 13 440 小时 | 10 080 小时 | 39 920 小时 |
| i2 | 2 280 小时 | 30 900 小时 | 44 021 小时 | 20 160 小时 |
| i3 | | | | 11 340 小时 |

# 第四节 家庭医疗服务中心选址实证分析及探讨

上海市普陀区下辖 8 个街道和 2 个镇,即长寿路、宜川路、甘泉路、石泉路、长风新村、曹杨新村、万里、真如镇街道以及桃浦和长征镇。该区总人口约为 130 万,根据调研得到的数据估算,家庭医疗的潜在目标市场大约有 85 万人的规模。利用选址模型我们可以检验目前的家庭医疗服务配置是否能够满足居民的需求。下面的数值计算是通过在 Windows 7 操作系统下运行 IBM ILOGCPLEX 程序 12.6 实现的。

首先,我们可以使用本章节的区位模型来检验现有的家庭医疗服务中心是否能够满足居民的需求。普陀区的家庭医疗服务主要由长寿路街道、宜川路街道、甘泉路街道、石泉路街道、长风社区、白玉社区、曹杨社区、真如镇、桃浦镇和长征镇社区卫生服务中心提供。十个主要服务点的相关数据如表 5-6 所示。

**表 5-6　服务点相关数据**

| 社区卫生服务中心 | 总面积/m² | 计划增加的面积/m² | 周边房屋租金/(元/m²) | 服务站可以容纳人数上限/人 |
|---|---|---|---|---|
| 长寿路街道(i1) | 1 978 | 514 | 3 100 | 20 |
| 宜川路街道(i2) | 6 024 | 489 | 2 200 | 40 |
| 甘泉路街道(i3) | 2 236 | 218 | 2 200 | 25 |
| 石泉路街道(i4) | 2 647 | 345 | 2 000 | 20 |
| 长风社区(i5) | 4 987 | 678 | 3 200 | 35 |
| 白玉社区(i6) | 1 616 | 1 000 | 3 000 | 15 |
| 曹杨社区(i7) | 6 074 | 845 | 2 100 | 50 |
| 真如镇(i8) | 3 961 | 987 | 2 200 | 30 |
| 桃浦镇(i9) | 6 280 | 879 | 1 000 | 50 |
| 长征镇(i10) | 4 600 | 678 | 2 000 | 35 |

通过服务中心的面积和周边房屋的租金,可以估算出开设社区卫生服务中心的机会成本,以此作为其每年的投资成本。而服务站可以容纳的人数上限决定了服务中心每年的能力上限(人数上限×年工作量)。以当前数据作为第一年,第二年的能力上限按计划增加面积的比例提高(表 5-7)。

**表 5-7　服务点输入数据**

| 社区卫生服务中心 | 年投资成本/元 | 第一年服务能力容量/小时 | 第二年服务能力容量/小时 |
|---|---|---|---|
| 长寿路街道 | 6 130 000 | 40 000 | 50 394 |
| 宜川路街道 | 13 250 000 | 80 000 | 86 494 |
| 甘泉路街道 | 4 910 000 | 50 000 | 54 875 |
| 石泉路街道 | 5 290 000 | 40 000 | 45 213 |
| 长风社区 | 15 950 000 | 70 000 | 79 517 |
| 白玉社区 | 4 840 000 | 30 000 | 48 564 |
| 曹杨社区 | 12 750 000 | 100 000 | 113 912 |
| 真如镇 | 8 710 000 | 60 000 | 74 951 |
| 桃浦镇 | 6 280 000 | 100 000 | 113 997 |
| 长征镇 | 9 200 000 | 70 000 | 80 317 |

目前,各服务中心提供的服务主要有两种:家庭病床和健康档案服务。家庭病床服务是指患者以家庭作为护理场所接受医疗和护理。健康档案服务是指家庭医生上门为社区居民建立和维护身心健康过程的规范记录。这两种服务相关数据如表 5-8 和表 5-9 所示。

表 5-8　服务相关数据

| 服务 | 年投资成本/元 | 服务人员薪资/(元/小时) | 执行时间/(小时/次) | 响应时间上限/小时 |
|---|---|---|---|---|
| 家庭病床(k1) | 20 000 | 30 | 1 | 0.5 |
| 健康档案(k2) | 10 000 | 15 | 0.5 | 0.5 |

表 5-9　其他相关数据

| 参　数 | 数　值 |
|---|---|
| 各需求点的需求满足率下限 | 90% |
| 家庭医疗服务人员年工作量/(小时) | 2 000 |
| 单位旅行速度/(千米/小时) | 10 |
| 单位旅行成本/(元/千米) | 2 |

由于居民的居住点分布杂乱而且数据难以获得,所以带入模型的需求点是通过对普陀区地图的平均划分得到的,其与各服务点的距离根据各点的经纬度计算得到。而需求量的数据是根据调研结果确定阈值后随机生成的。随机生成的两种服务在各需求点的年需求量(小时)可见附录一,其中第二年的需求量是在第一年的基础上增长 10%。

但是将数据带入模型后,Lingo 提示"NO FEASIBLE SOLUTION FOUND",即出现了无可行解的问题。经过调试发现,只有将需求满足率的下限下调至 74% 后才得到了可行解,主要结果见附录二(X 为表示在第 t 个阶段是否设立服务点 i,设立为 1,否则为 0;Y 表示在第 t 个阶段在服务点 i 是否开设第 k 项服务,开设为 1,否则为 0;N 表示在第 t 个阶段服务点 i 第 l 级服务人员提供服务 k 的能力)。从该结果可以看到目前即便是所有服务点全部满负荷运作,也只能满足 74% 左右的需求。在此情况下的最优配置如表 5-10 所示。

表 5-10  现状下的服务能力最优配置

| 社区卫生服务中心 | 第一年人员数 | | 第二年人员数 | |
|---|---|---|---|---|
| | 家庭病床 | 健康档案 | 家庭病床 | 健康档案 |
| 长寿路街道 | 17 | 3 | 22 | 4 |
| 宜川路街道 | 34 | 6 | 37 | 6 |
| 甘泉路街道 | 21 | 4 | 23 | 4 |
| 石泉路街道 | 20 | | 23 | |
| 长风社区 | 29 | 6 | 32 | 8 |
| 白玉社区 | 12 | 3 | 19 | 5 |
| 曹杨社区 | 41 | 9 | 51 | 6 |
| 真如镇 | 30 | | 30 | 7 |
| 桃浦镇 | 39 | 10 | 26 | 4 |
| 长征镇 | 30 | 5 | 35 | 5 |

从上表也可以看出，在两种服务中主要是家庭病床的需求得不到满足。而想要解决这个问题，可以通过在市区增加家庭医疗服务点或者提升家庭病床服务人员的服务效率来更好地满足居民的需求。本章中主要采用选址模型对家庭医疗服务点进行重新布局优化。根据对上述结果的分析，考虑在万里街道、长征镇和桃浦镇增加三个候选点，也就是将候选服务点扩展到 13 个（表 5-11）。

表 5-11  新增服务点相关数据

| 社区卫生服务中心 | 所需面积/m² | 第二年增加的面积/m² | 人数上限/人 | 投资成本/元 |
|---|---|---|---|---|
| 候选点 1 | 4 000 | 700 | 35 | 8 000 000 |
| 候选点 2 | 4 000 | 700 | 35 | 7 200 000 |
| 候选点 3 | 4 000 | 700 | 35 | 4 000 000 |

在需求满足率下限为 90% 的条件下，将 13 个服务点和原有需求点的相关数据带入模型得到以下的结果（表 5-12）。

相比于之前的结果，新的选址结果中取消了在长寿路和长风新村社区卫生服务中心开设家庭医疗服务，改为在三个新增的候选点开设。进行比较后发现新的服务点布局不仅可以将需求满足率从 70% 提高到 90%，而且还可以在 2 年内将总成本降低 44 万元。所以此优化方案是有效可行的（表 5-13）。

表 5-12　新的选址结果

| 社区卫生服务中心 | 第一年人员数 | | 第二年人员数 | |
|---|---|---|---|---|
| | 家庭病床 | 健康档案 | 家庭病床 | 健康档案 |
| 长寿路街道 | × | × | × | × |
| 宜川路街道 | √ | √ | √ | √ |
| 甘泉路街道 | √ | √ | √ | √ |
| 石泉路街道 | √ | √ | √ | √ |
| 长风社区 | × | × | × | × |
| 白玉社区 | √ | √ | √ | √ |
| 曹杨社区 | √ | √ | √ | √ |
| 真如镇 | √ | √ | √ | √ |
| 桃浦镇 | √ | √ | √ | √ |
| 长征镇 | √ | √ | √ | √ |
| 候选点 1 | √ | √ | √ | √ |
| 候选点 2 | √ | √ | √ | √ |
| 候选点 3 | √ | √ | √ | √ |

表 5-13　现状与优化方案结果对比

| | 现　状 | 优化方案 |
|---|---|---|
| 开设服务点 | 长寿路街道、宜川路街道、甘泉路街道、石泉路街道、长风社区、白玉社区、曹杨社区、真如镇、桃浦镇和长征镇社区卫生服务中心 | 宜川路街道、甘泉路街道、石泉路街道、白玉社区、曹杨社区、真如镇、桃浦镇和长征镇社区卫生服务中心以及候选点 1、2、3 |
| 服务点数量 | 10 个 | 11 个 |
| 总成本 | 20 714.77 万元 | 20 671.49 万元 |
| 需求满足率 | 74% 以上 | 90% 以上 |

　　在决策模型的基础上,对需求作敏感性分析,保持需求点的个数不变,使每个需求点的需求量发生变化。在本章中,需求点代表需要家庭医疗服务的家庭。每个需求点的需求变化代表不同类型的家庭医疗服务的增加或减少。

　　图 5-1 中,随着需求不断变大,总成本也呈线性上升的趋势。图 5-2 中的平均响应时间则呈阶梯状减小。当需求增大时,决策者会增开家庭医疗服务点,同时调整服务点的人员配置,平均响应时间就会相应减少。

　　当需求倍数达到 1.4 以上时,平均响应时间达到最小值,并保持稳定,此时所有服务点都已开放，总成本继续上升，只受人工成本和路程成本的影响。

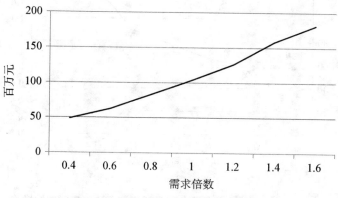

**图 5-1　需求量变化对总成本的影响**

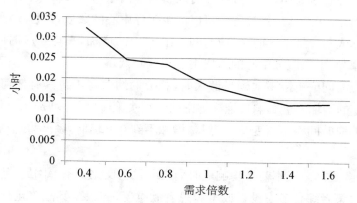

**图 5-2　需求量变化对平均响应时间的影响**

对于 26 个需求点的情况，CPLEX 程序需要大约 2 分钟来确定位置分配问题的最佳解决方案。但是，随着需求点数量的增加，计算时间会迅速增加。

敏感性分析评估响应时间上限（$U_k$）的变化对平均响应时间和总成本的影响。在本章中，我们考虑不同响应时间的上限：最小 $U_k$ 设置为 $U_k$ 原始值的 0.4 倍，最大 $U_k$ 设置为 $U_k$ 原始值的 1.6 倍。在数值实验中，$U_k$ 的时间间隔设定为 0.2。随着 $U_k$ 的变化，我们可以获得它对平均响应时间和总成本的影响（图 5-3）。

如图 5-3 所示，随着响应时间上限（$U_k$）的增加，家庭医疗服务中心的总成

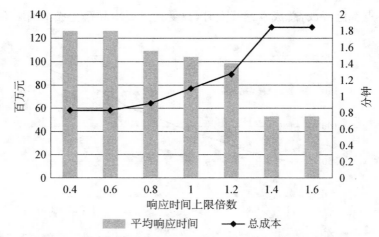

图5-3 响应时间上限的变化对总成本和平均响应时间的影响。

本呈下降趋势。这表明,当患者在短时间不需要内服药时,可以放松对响应时间的限制。因此,在选址规划过程中可以减少医疗中心的数量,并且还可以减少医疗中心的总成本。综上,随着响应时间上限($U_k$)的增加,平均响应时间增加,服务点数量减少,卫生服务中心的总成本也相应降低。

当响应时间的上限增加到足够大时,相应的约束将不再具有任何效果。换句话说,$U_k$的增加不会影响选址规划中的任何决策。当$U_k$增加1.4倍时,总成本及平均响应时间将不再变化。当$U_k$增加不到0.6倍时,系统将达到最快的响应速度。

图5-3显示总成本与平均响应时间之间存在反比关系。因此,建议家庭医疗行业的决策者综合考虑投资成本和患者满意度,并根据其战略定位设定合理的响应时间上限,以实现长期效益。

本章的结果是基于两阶段的连续优化。在第一阶段,基于实地调研和模型验证,我们发现现有的10个家庭医疗服务中心不能完全满足需求。在第二阶段,我们首先在实地调研的基础上为服务中心的选址规划确定了相应的候选对象,然后确定了成本最低、响应时间最快的三个合适的候选对象。同时,现有的两个服务中心应该关闭。此外,本章使用的模型考虑了更现实的约束条件。例如,医务人员的分类,医疗中心提供的多种服务类型以及服务提供过程中的时间窗(或需求的响应时间)。上述因素在以前的研究中尚未进行全面考虑。因此,本章的结果更加可靠和实用。

本章的理论贡献在于两个方面。首先,从模型泛化的角度出发,本章所用模型可以扩展和应用于其他行业的选址规划问题（如上海迪士尼乐园的选址规划，物流系统集散中心的选址规划等）。但是，应该注意到，根据行业的不同特点，需要修改目标函数和约束条件。综上，该模型的研究思路和框架结构可以为其他行业的选址规划问题提供参考。其次，本章构建了一个解决卫生服务中心选址问题的数学模型，并通过计算机编程获得了选址的最优解。也就是说，与传统的选址规划问题定性分析不同，本章为选址规划的定量分析提供了理论参考。基于数学模型，估计结果更科学，因此具有更高的参考值。

　　人口老龄化日益成为全国关注的问题。目前，我国的公共医疗体系及养老保险制度在财政上是不可持续的。家庭医疗服务作为一种新的服务模式，通过建立个人健康档案系统，提供健康信息，促进更健康的生活方式等，有助于卫生事业的发展和疾病的预防，对于公共健康的可持续发展至关重要。此外，家庭医疗服务可以有效缓解医疗资源短缺的问题，特别是在中国的大城市，医疗资源严重短缺的情况下，家庭医疗服务可以以较低的投资成本为老年人和其他特殊人群提供便捷的医疗服务。因此，研究家庭医疗的系统性、家庭医疗服务中心的机构和专业能力及患者满意度的需求所面临的挑战具有重要意义。根据调查数据分析，选址规划是降低投资成本、避免家庭医疗服务中心不必要建设的关键要素。因此，本章的实证研究对促进我国可持续发展的医疗保健工作具有一定的参考价值。

# 本章小结

　　合理布局家庭医疗服务中心不仅可以降低投资成本，避免重复建设，还可以提高患者满意度，从而实现家庭医疗的可持续发展。面对面调查数据表明，选址规划对于优化医疗资源的配置具有重要意义，有利于提高资源利用率，提高患者满意度。为了验证该方法的有效性，本章建立了选址规划模型，并进行了敏感度分析，从而在一定程度上优化了目前家庭医疗中心的布局。

　　本章提出的模型验证了当前家庭健康中心的选址是否合理。评价指标有四个：建立医疗中心的最低总成本、开办企业的最低投资成本、最低人工成本和最低运输成本。本章研究了以下重要问题：家庭医疗服务中心的选址、如何安排路径以最大限度降低总成本及如何以最快的响应时间实现最高的需求满足度。

　　尽管所提出的优化模型是选址规划问题的常用方法，但是它在考虑有限时间内的各种约束条件而获得合理结果方面具有显著的优势,可以用来解决大部分的选址规划问题。目前,我国政府大力推进家庭医疗体系建设,可采用的定位方法和基于家庭医疗卫生面对面调查的实证研究还比较少。该模型虽然仅基于上海市进行了案例研究,但该方法可以推广到其他地区,为促进我国家庭医疗可持续发展提供参考。

考虑到医疗需求的不确定性,如何建立一个将实际约束考虑在内的随机规划模型将成为未来研究的重要课题。尤其是选址规划和个人调度的整合也是一个值得关注研究课题。

## 参考文献

[ 1 ] Chahed S, Marcon E, Sahin E, et al. Exploring new operational research opportunities within the home care context: the chemotherapy at home [J]. Health Care Manag Sci, 2009,12(2): 179 - 191.

[ 2 ] Davies C, Dale J. Paediatric home care for acute illness: I. GPs' and hospital-at-home staff views [J]. Int J Health Care Qual Assur, 2003,16(7): 361 - 366.

[ 3 ] Mourad S M, Nelen W L, Akkermans R P, et al. Determinants of patients' experiences and satisfaction with fertility care [J]. Fertil Steril, 2010,94(4): 1254 - 1260.

[ 4 ] Batchelor C, Owens D J, Read M, et al. Patient satisfaction studies: methodology, management and consumer evaluation [J]. Int J Health Care Qual Assur, 1994,7(7): 22 - 30.

[ 5 ] Tam J L M. Linking quality improvement with patient satisfaction: a study of a health service centre [J] Mark Inteu plan, 2007,25(7): 732 - 745.

[ 6 ] Lanzarone E, Matta A. Robust nurse-to-patient assignment in home care services to minimize overtimes under continuity of care [J]. Oper Res Health Care, 2014,3(2): 48 - 58.

[ 7 ] Milburn A B. Operations Research Applications In Home Healthcare [M]//Handbook of Healthcare System Scheduling. Boston: Springer, 2012: 281 - 302.

[ 8 ] Lanzarone E, Matta A, Scaccabarozzi G. A patient stochastic model to support human resource planning in home care [J]. Prod Plan Contro, 2010,21(1): 3 - 25.

[ 9 ] Carnero M. Assessment of environmental sustainability in health care organizations [J]. Sustainability, 2015,7(7): 8270 - 8291.

[10] Kim J, Senaratna D, Ruza J, et al. Feasibility study on an evidence-based decision-support system for hospital site selection for an aging population [J]. Sustainability, 2015,7(3): 2730 - 2744.

[11] Fischer, M. Fit for the Future? A new approach in the debate about what makes

healthcare systems really sustainable [J]. Sustainability, 2014,7,294 - 312.

[12] Hakimi S L. Optimum locations of switching centers and the absolute centers and medians of a graph [J]. Oper Res, 1964,12(3): 450 - 459.

[13] Church R L, ReVelle C S. Theoretical and computational links between the p - median, location set - covering, and the maximal covering location problem [J]. Geogr Anal, 1976,8(4): 406 - 415.

[14] Roth R. Computer solutions to minimum-cover problems [J]. Oper Res, 1969,17(3): 455 - 465.

[15] Liu M W, Li X. A Pareto genetic algorithm for multi-objective site search problem: A case study on hospital location in Shenzhen city [J]. Trop Geogr, 2010,30: 650 - 655.

[16] Diao, Y H, Jiang, Z B. A stochastic programming based method for hospital site selection [J]. Shanghai Jiaotong Univ, 2010,44,433 - 436.

[17] Vahidnia M H, Alesheikh A A, Alimohammadi A. Hospital site selection using fuzzy AHP and its derivatives [J]. J Environ Manage, 2009,90(10): 3048 - 3056.

[18] Soltani A, Marandi E Z. Hospital site selection using two-stage fuzzy multi-criteria decision making process [J]. J Urban Environ Eng, 2011,5(1): 32 - 43.

[19] Varnakovida P, Messina J P. Hospital site selection analysis [C]. Proceedings of IMAGIN Annual Conference, 2006.

[20] Kim D G, Kim Y D. A branch and bound algorithm for determining locations of long-term care facilities [J]. Eur J Oper Res, 2010,206(1): 168 - 177.

[21] Toregas C, Swain R, ReVelle C, et al. The location of emergency service facilities [J]. Oper Res, 1971,19(6): 1363 - 1373.

[22] Cong F, Geng N, Gu Y, et al. An approach for community care centre location planning under certainty [J]. Ind Eng Manag 2013,18: 41 - 45.

[23] Sahin E, Matta A. A contribution to operations management-related issues and models for home care structures [J]. Int J Logist, 2014,18(4): 1 - 31.

[24] Gupta D, Denton B. Appointment scheduling in health care: Challenges and opportunities [J]. IIE Transactions, 2008,40(9): 800 - 819.

[25] Galal N, Moneim A. A mathematical programming approach to the optimal sustainable product mix for the process industry [J]. Sustainability, 2015,7(10): 13085 - 13103.

[26] Hiermann G, Prandtstetter M, Rendl A, et al. Metaheuristics for solving a multimodal home-healthcare scheduling problem [J]. Cent Eur J Oper Res, 2015,23(1): 89 - 113.

[27] Bertels S, Fahle T. A hybrid setup for a hybrid scenario: combining heuristics for the home health care problem [J]. Comput Oper Res, 2006,33(10): 2866 - 2890.

[28] Trautsamwieser A, Hirsch P. Optimization of daily scheduling for home health care services [J]. Journal of Applied Operational Research, 2011,3(3): 124 - 136.

[29] Rasmussen M S, Justesen T, Dohn A, et al. The home care crew scheduling problem: Preference-based visit clustering and temporal dependencies [J]. Eur J Oper Res, 2012, 219(3): 598 - 610.

[30] Lanzarone E, Matta A. Robust nurse-to-patient assignment in home care services to minimize overtimes under continuity of care [J]. Oper Res Health Care, 2014,3(2): 48 - 58.

[31] Carello G, Lanzarone E. A cardinality-constrained robust model for the assignment problem in home care services [J]. Eur J Oper Res, 2014,236(2): 748 - 762.

[32] Hertz A, Lahrichi N. A patient assignment algorithm for home care services [J]. J Oper Res Soc, 2009,60(4): 481 - 495.

[33] Lanzarone E, Matta A. A cost assignment policy for home care patients [J]. Flex Serv Manuf J, 2012,24(4): 465 - 495.

[34] Lanzarone E, Matta A, Jafari M A. A simple policy for the nurse-patient assignment in home care services [C]. 2010 IEEE Workshop on Health Care Management (WHCM). IEEE, 2010: 1 - 6.

[35] Lanzarone E, Matta A. The nurse-to-patient assignment problem in Home Care services [M]. Advanced Decision Making Methods Applied to Health Care. Milano: Springer, 2012: 121 - 139.

[36] Chahed S, Sahin E, Dallery Y, et al. Improving operations management practices in home health care structures by using patients' activity projects [C]. 2006 International Conference on Service Systems and Service Management. IEEE, 2006,1: 410 - 415.

[37] Benzarti E, Sahin E, Dallery Y. Operations management applied to home care services: Analysis of the districting problem [J]. Decis Support Syst, 2013,55(2): 587 - 598.

[38] Goodridge D, Hawranik P, Duncan V, et al. Socioeconomic disparities in home health care service access and utilization: A scoping review [J]. Int J Nurs Stud, 2012,49 (10): 1310 - 1319.

[39] Du G, Sun C. Location planning problem of service centers for sustainable home healthcare: evidence from the empirical analysis of shanghai [J]. Sustainability, 2015, 7(12): 15812 - 15832.

# 第六章

# 家庭医疗服务静态调度优化：以上海市为例

**导语**

　　家庭医疗服务直面中国近年来医疗资源供需矛盾突出等困境，提出了一个很好的解决方案，逐渐显示出其优越性。然而家庭医疗服务的实际推行也受到了许多阻碍，医疗护理人员如何派遣，何时出发、何时离开、走哪条路线，这些都是必须要考虑的问题。人员调度和路线规划与患者满意度和医疗成本息息相关。

　　及时高效的家庭医疗服务在我国日益显示出其优势，是未来发展的一个方向，具有重要的意义。合理的规划路线及派遣家庭医疗护理人员，能够在降低成本的同时提高患者满意度，打造各方共赢的新局面。我们应继续密切关注家庭医疗服务的发展趋势，并根据实际情况不断地完善医疗服务人员调度优化模型，更好地进行管理和调度。

# 第一节　家庭医疗服务静态调度优化概述

目前,我国面临着人口迅速老龄化和慢性病增多的问题,降低医疗费用在我国显得越来越紧迫。家庭医疗这种新型的服务模式,在我国已凸显出发展潜力。它可以为患者提供持续有效的医疗保健服务,同时降低了平均住院率,节约了相应的医疗费用。在过去的十年中,家庭医疗服务作为一种行之有效的降低住院费用的方法,在美国和许多欧洲国家都有了显著的发展。与医院的医疗服务不同,家庭医疗服务提供者(社区医院、家庭护理公司等)可以提供上门服务,如家庭病床服务、缓和医疗和日托服务,能够打破固定地点的限制,优化利用医疗资源,从而提升患者满意度。家庭医疗服务是在个人环境中满足临床和心理护理的需求的高质量服务,为传统医院治疗节省医疗和社会资源,具有重要的意义。

医疗服务需求与我国现有医疗资源能力之间依然有巨大的差距,人口老龄化使问题更加突出。根据联合国最新估计,截至 2017 年 1 月 25 日,中国是世界上人口密度最大的国家,人口占世界总人口的 18.47%。然而,据《中国日报》,中国的医疗资源仅占世界医疗资源的 3% 左右。近几十年来,中国的人口老龄化问题日益严重。老年人口大幅增长,约占全国总人口的 10.5%。特别地,80%~90% 的老年人口患有各种慢性病,给养老基金带来了巨大的压力。可以看出,服务于社区和家庭的医疗和养老服务会在医疗保健方面扮演重要的角色:缓解养老压力,缩小有限的医疗资源和日益增长的医疗需求之间的供需缺口,改善养老服务和医疗保健服务。

国内研究多集中于对家庭医疗服务的定性描述,而对家庭医疗资源管理或调度优化的研究较少。实际上,尽管家庭医疗服务在我国的应用和发展的前景广阔,但使家庭医疗服务运作更加合理和有效的相关管理优化方法仍然匮乏。与传统的服务行业相比,家庭医疗服务有其自身的特点,也存在着调度管理上的困难。

在家庭医疗服务资源管理与调度中,应考虑需求不确定性、出行时间随机性、服务时间高度随机性等各种不确定性因素。此外,还有许多实际约束(时间窗限制、服务优先级、服务一致性、工作量平衡等)。与传统的医院治疗相比,上述因素给家庭医疗服务的管理和调度带来了困难和挑战。因此,有必要考虑结构网络的特点、探索科学的管理和调度优化方法来解决高随机性和动态环境的问题。

## 第二节　家庭医疗调度国内外研究现状

国外学者在家庭医疗方面的研究相对起步比较早，Chahed 等（2006）指出，资源规划在家庭护理组织的运作中非常重要，可通过合理管理人力和物质资源来避免效率低下、医疗延误和服务质量低下。Eveborn 等（2006,2009）、Bertels 和 Fahle（2006）、Thomsen（2006）、Bennett 和 Erera（2011）研究了家庭护理人力资源项目，但没有考虑医疗服务需求的一致性。Bard 和 Purnomo（2005,2007）利用分枝定界算法、列生成方法及拉格朗日松弛法，建立了护士调度问题的整数规划模型。Beliën 和 Demeulemeester（2008）将护士的排班和手术室的排班结合起来，用列生成法求解。Punnakitikashem 等（2008）建立了一个包含护士偏好和医疗收缩的调度模型。Hertz 和 Lahrichi（2009）提出了一个两阶段混合规划模型来分配医疗资源。

Borsani 等（2006）提出了家庭护理中的人力资源调度模型。考虑了人员的持续性、外包给患者亲属、偏好时间；地域一致性、心身耗竭综合征等约束条件，建立了相关的目标函数，并进行了求解。但是论文的研究不足是：①未考虑路径优化问题；②心身耗竭问题的标准衡量尺度有待进一步的改进。Kergosien 等（2009）提出了家庭护理问题——多旅行商问题延伸。论文考虑了时间窗（time windows）$t_i \in [e_i, l_i]$（服务 $i$ 的最早与最迟开始时间）约束、人员的一致性约束等。Bachouch 等（2010）提出了家庭护理中任务指派的最优化模型。论文考虑了平衡护士工作量、工作技能和工作日时间窗（全职护士）等因素和关键约束，但是论文的不足之处是没有考虑费用最小化。相关综述总结如表 6-1 所示。

表 6-1　居家医疗调度国内外研究现状总结表

| 文章名称 | 摘　要 | 研究的主要问题 | 运用的方法 |
|---|---|---|---|
| 1. 居家护理中的人力资源调度模型（Borsani，2006） | 居家护理服务是一种公认的卫生保健支出的主要形式。本文意在构建整数线性调度模型来指导居家护理中人力资源的短期计划。其重点回答了以下两个问题：①哪个人员应该被调用；②在规划周期内服务应该何时执行，以满足居家护理人员所服务患者 | ① 短期计划；② 最小化非对口人员服务（Cs）+跨区域服务（Cg）+非偏好时间服务（Cp）+外包（Cd） | 线性规划模型求解 |

| 文章名称 | 摘　要 | 研究的主要问题 | 运用的方法 |
|---|---|---|---|
| | 的护理计划。通过从两位意大利的居家护理人员那里收集到的不同数据对模型进行了测试,并将模型导出的周计划与现实计划进行了对比。通过将运筹学方法运用到居家护理的短期计划中,在提升服务质量和效率方面得到了明显的成效 | | |
| 2. 家庭护理问题——多旅行商问题延伸（Lergosien 等, 2009） | 论文着手于家庭护理问题中的员工路径问题。在给定患者所需要的护理服务的情况下,需要解决的就是如何将护理工作分派给护理人员。一些护理服务需要由多人提供,还有一些服务无法让其他人员来提供。如果一名患者需要多次的服务,那他可能希望能由同一名护理人员提供。此外,一些技能和时间窗的限制需要被满足。为此提出了一套整数线性规划程序来解决此问题,外加一些技术改进措施 | ① 考虑时间窗的多旅行商问题; ② 最小化总旅行费用,同时考虑服务的同步（或分开）进行和人员的一致性 | 线性规划模型求解 |
| 3. 居家护理中任务指派的最优化模型(Bachouch 等, 2010) | 给员工分派任务是有一定难度的,在这个过程中所犯的一些错误可能会导致员工工作效率下降甚至是旷工、缺乏工作满意度等问题。本文针对的是居家护理中的任务指派问题。如何给护理人员分配任务就是居家护理中的一个主要问题。论文提出了一种安排任务和平衡护士工作量的方法,并展现了其方法和相关的最优化模型。最后论文讨论了此问题的一些延伸 | 平衡护士工作量,即最小化护士中的最大工作量—护士中的最小工作量 | 线性规划模型求解(Lingo) |
| 4. 用于支持家庭医疗中人力资源计划的随机患者模型（Lanzarone 等, 2010） | 大量的变量和不可预测的事件影响家庭护理服务的质量。患者临床和社会条件的变化、服务组织的麻烦仅仅是一些可以让家庭护理活动的管理变得困难的例子。患者需求的估计将会在护理执行之前给家庭护理提供者人力资源规划方面的帮助,因为这提高了服务的效率。论文提出了一种随机模型来表示患者的护理路径,在家庭护理结构的历史数据的基础上,该模型提供了主要变量的预测:随着时间的推移,有多少患者能够坚持下来,以及对他们每个人来说,护理的持续时间和所要求的拜访次数是多少。预测的变量给每个运营者提供未来工作量的信息。在中、短期人力资源规划中,这将会成为一个有用的支持工具。计算结果将证明提出的随机模型在实践中的适用性 | 随机模型预测变量,优化人力资源及服务质量 | 马尔可夫链算法 |

（续表）

| 文章名称 | 摘　要 | 研究的主要问题 | 运用的方法 |
|---|---|---|---|
| 5. 定期家庭保健计划的两阶段方式（Triki 等，2014） | 本篇论文研究了家庭健康护理（HHC）遇到周期性车辆路径的问题。这个问题可以被视为一个有时间窗的周期性车辆路径问题（PVRPTW）。它包括建立一个给定时间范围的病患访问规划，以便满足遵照护理计划。同时也包括优化每个时间期的路径。提出了一个两阶段的数学公式，通过禁忌搜索法和基于混合整数规划（mixed integer programming，MIP）的领域搜索法来分别解决周计划和日计划。这些方法会在大量实例上进行测试 | 最小化运输的总耗费并对相对于原计划的早到或晚到惩罚（日计划） | ① 禁忌搜索法；② 基于 MIP 的领域搜索法 |
| 6. 在家庭医疗中，带时间窗及同时送取货的车辆路径问题的启发式算法（Liu 等，2013） | 本文只针对在家庭医疗物流方面的车辆调度问题。它涉及将药品及医疗设备从家庭护理中心的药房运送至患者家中，以及特殊药品从医院送至患者家中，从患者处取回生物样本、未使用的药品及医疗设备这些方面。这个问题可以被视为是一种特殊的带时间窗及同时送取货的车辆路径问题，包括四种类型的需求：从药品仓库送货至患者处、从医院送货至患者处、从患者处取货并送至药品仓库及从患者处取货并送至医疗实验室。每位患者接待一辆车并且每辆车去往每个地点至多一次。患者的服务有时间限制，每辆车也有容量限制。提出了两个混合整数规划模型。然后，采用了 GA 算法和 TS 算法，并且给出了实际验证 | 带时间窗及同时送取货的车辆路径问题 | ① GA 算法；② TS 算法 |
| 7. Weekly home health care logistics 每周家庭医疗保健的物流组织工作（Liu 等，2013） | 本文研究每周一次的 HHC 物流优化问题。它扩展了针对三种类型的患者在家需求的带时间窗的经典周期性车辆路径问题。需求包括药物在 HHC 站点和患者住所的运输、特殊药品在医院和患者间的运输送血液样本从患者到实验室之间的运送。每位患者的每周需求是由一组替代的访问模式表示。每日路径是受患者的时间窗口和医院及实验室参观优先的约束。目标是尽可能减少一周的所有路径中最大路径成本。禁忌搜索和不同局部搜索方案的各种组合被用来解决这个问题。计算结果表明，开始用小概率、不可行的本地搜索，然后用概率高、可行的本地搜索，执行得非常好 | ① 病患的访问计划；② 车辆路径和车辆调度；③ 尽量减少一周的所有路径中最大路径成本 | 禁忌搜索 |

| 文章名称 | 摘　要 | 研究的主要问题 | 运用的方法 |
|---|---|---|---|
| 8. 对家庭护理优化的联合分配、调度和路径模型：一个以模式为基础的方法（Cappanera等，2014） | 随着不断增加的人口年龄和随之而来的对减少住院费用的需求，高效的家居护理服务的设计是一个近来相当具有挑战性的问题。论文给出了周计划范围，一组操作者的每一个人都有一种技术，并且每一组患者也需要一组操作者访问。论文试图建立一个解决以下几个问题的综合模式：①操作者和患者之间的分配，并保证其具有适当的技术；②在该规划范围内的访问日程安排；③一组路线，即操作者在一周内的每一天都按顺序拜访病患。论文对这个模型的几个变量进行了研究。他们都使用该模式作为解决问题的关键。该模式事先指定了一个可能的日程安排，这个日常安排包括给定的访问所可能需要的不同的技能。论文对一组以真实实例计算的结果进行了分析。它们表明，选择模式策略对高效地解决大量实例很重要 | 路径优化 | ILP模型 |
| 9. 在居家医疗设施方面最优的患者和人员调度政策（Koeleman等，2012） | 论文中研究在居家医疗设施方面的调度问题。论文用Markov决策程序建立了一个系统模型，这导致了一个高维的控制问题。论文研究系统的单一性并且为最优政策选出有质量的结果。基于这些观察，论文提出了一个主干预留的启发式来控制这个系统。我们提供大量的证据来说明启发式的产出很接近最优的表现，并且在很多问题实例中数据不错 | 家庭医疗人力资源、家庭医疗服务设施配置、人员调度 | 数学建模、泊松公式、马尔科夫决策问题 |
| 10. 为解决多模式的家庭医护调度问题所做出的共通启发式演算法（Hiermann，2015） | 文中给出了来自奥地利的家庭护理主要提供商的一个大体框架，此框架是为了解决真实存在的多模型家庭医疗护理调度问题。其目标是，在考虑到患者满意度的情况下，确定有效的多模式路线，分配医护人员给患者方法设计尽可能地做到问题独立，使得到的最终方法更容易被其他需要进行护理调度调整的家庭护理提供商所采用。论文选择了一个两阶段方法：在第一阶段，将会产生一个初步的方法，这个解决方法要么是通过约束程序技术得到，要么是通过随机过程得到的；在第二阶段，初步解决方法在应用于四个中的一个共通启发式演算法——变量、领域搜索、模因算法、分散搜索和模拟磨练hyper-heuristic时会被（反复地）完善。大量的计算比较表明，这种方法在合理时间内能够解决现实问题，在仅仅几秒钟内产生合理可行的方案 | 家庭医护调度 | 启发式演算法 |

（续表）

| 文章名称 | 摘 要 | 研究的主要问题 | 运用的方法 |
|---|---|---|---|
| 11. 针对定期家庭护理物流方面的可能或不可能的当地研究的 tabu 研究的混合(Liu 等,2014) | 本文讲述的是在 HHC 物流中遇到的定期交通路线规划问题。它扩充了传统的时间窗定期交通路线问题,到家庭护理中三种类型的患者需求。需求包括从 HHC 服务点到患者家中的医疗装置运送、从医院运送特殊药品到患者家中,还有从患者家中运送血样到实验室。每个患者在计划范围内需要一定数量的上门服务,并对拜访时间可能有一些组合。每日路线需要满足与患者、医院、实验室相关的时间窗限制。问题在于如何做到在范围内最小化所有路线中的最大路线成本。确定每个患者的上门服务天数及每天的交通路线。从一个 HHC 公司获得的现场数据的实验显示:这种建议方法减少了总花费,而且很好地平衡了交通工具的工作量 | ① 家庭护理交通路线规划;② 降低成本 | 禁忌搜索(Tabu Search)算法 |

此外,Akjiratikarl 等(2007)采用基于粒子群优化算法(PSO)来解决家庭医疗工作调度问题。Duque 等(2015)提出了一种考虑服务水平和出行距离的居家养老服务规划决策支持系统。Braekers 等(2016)提出了成本与服务水平的权衡方法,并提出了一个双目标调度问题。Rest 和 Hirsch(2016)提出了一个实际家庭医疗问题的日常调度模型。Redjem 和 Marcon(2016)开发了一种启发式方法来解决家庭医疗服务的看护者路线问题。Yalçındağ 等(2016)采用了数据驱动的方法估算在行程中的不确定性,解决患者的分配问题。Mankowska 等(2014)提出了一个考虑相互依赖服务的家庭卫生保健路线和调度问题模型。Trautsamwieser 和 Hirsch(2011)为优化家庭医疗服务的护士日常调度提供了一个模型。Nguyen 和 Montemanni(2016)提出了两种混合整数线性规划模型来解决家庭医疗服务规划问题。Addis 等(2015)讨论了如何使用基数约束方法处理医疗优化问题的不确定性因素。

Rasmussen 等(2012)提出了基于聚类和时序依赖偏好访问的家庭护理人员排班问题,主要研究了如何分配家庭护理人员对患者的家访问题,以提升整体的服务水平。论文的不足之处是:关于文献里提出的这个问题还有更多的问题需要解决。Cappanera 等(2013)提出了家庭护理的模式生成优化问题,主要针对家庭护理的优化,再分配医护人员家访时,应该考虑兼容性的能力约束和将患者家访列入已制定的路线内。不足之处是：更完整的计算结果，包括替代目标函数的分析、系数和旅行时间等都需要进行深入讨论。Matta 等(2014)从经营管理的角度模拟家庭护理机构。研究主题是家庭护理运营的框架及运营管理决策的层次结构。Yalçındağ 等(2012)研究了家庭医疗服务中的医护人员分配与路线规划问题。研究主题为：在持续(长期)服务下，建议通过两阶段方法解决分配和路线问题。文章目的在于评价这两种不同方法在应用于单一地区假设中的患者看病顺序是合理的。文章关注于人员分配与路线之间的互动，分配输出结果被包含在路线规划的输入中。分配人员时使用数学规划模型和两种不同政策，旨在平衡工作量。路线问题由旅行推销员模型解决。论文的不足之处是：在所选地方比较小的情况下，并不存在路线规划问题。Lanzarone 等(2010)给出了在家庭医疗中，为支持人力资源规划所做的患者随机模型。这篇文章提出一个随机模型代表患者的护理路径。在家庭护理结构的历史数据的基础上，模型提供了主要变量数据的预测。论文在持续(长期)护理以及平衡工作量上有待改进。Nickel 等(2012)提出了支持家庭护理服务的中期或长期规划问题。其研究主题是制定中长期的计划。例如，每周最优计划，用共同启发式算法与约束模型相结合的方法解决。其不足之处是：所使用的依旧是历史数据，需要现实数据的支持。Lanzarone 等(2012)提出了家庭护理服务中的运营管理人问题。其研究选取特定范畴的数学规划模型来平衡医护工作人员的工作量。模型考虑到家庭护理的一些特点，如持续服务、医护人员技能、地理区域。而且，患者需求要么是随机的，要么是确定的。论文的不足之处是：随机的患者需求并不能被满足。

Yuan 等(2014)提出了随机服务时间下的家庭医疗时间安排和路线调度问题。家庭医疗服务中经常遇到的问题是如何在满足患者需求的情况下，合理安排医护人员和路线来最小化总的路程和服务成本。总的问题被转换成了一个经典集合划分问题(列生成算法，为求出整数解并嵌入了分支定界法框架)，和一个资源限制情况下基本最短路径问题(有效标签算法)。论文中将这个总问题划分为两个方面来解决。一方面是使医护人员的服务能力最大化。由于医护人员受到交通形式的限制，只能携带有限的医疗设备或资源。另一方面是减少医护人员晚到导致的服务满意度降低和罚金成本增高，但是令这方面问题复杂的是患者的服务时间严重受患者的健康条件影响，所以服务时间是随机的。论文通过建立一个随机规划模型来最小化路程成本及预期迟到罚金，并建议通过分支定界法解决。但是论文也存在不足之处，如并没有考虑服务类型的不同；家庭医疗的医生护士一般可以掌握不同技能，考虑到不同的服务技能，分派不同类型的医护人员能够有效提高患者满意度，实现更合理的路径安排。此外，论文中仅考虑到患者愿意接受医护人员，在不晚于预约时间点的时候接受服务。但是考虑到实际情况，一般患者所需要的服务都带有时间段的限制，从患者的角度加入时间窗限制能够有效提高患者满意度，降低迟到罚金成本。

因此，我们在此基础上进行了扩展研究，主要模型和求解方法如下。

## 第三节　家庭医疗服务人员调度优化模型构建

### 一、问题描述

目前，家庭医疗在中国上海市主要依靠社区卫生服务中心的家庭医生工作室。家庭医生工作室配备 2～3 名全科医生，可根据患者预约情况提供医疗服务。服务的类型分为家庭病床和健康记录。平均而言，一名医生大致会拜访 10～15 个与家庭医生签订了医疗服务合同的家庭。根据国务院发布的《关于促进家庭医生合同制医疗服务的指导意见》，家庭医疗服务基于医疗合同来进行管理。居民及家庭选择一个家庭医生团队签署医疗服务协议，协议上明确规定了医疗保健服务的内容、方式和期限，以及责任、双方的权利和义务及其他相关事项。原则上，医疗服务合约的有效期为 1 年。当原合同到期时，居民和家庭可以选择延长合同或更换卫生保健提供者。在完成对所有患者的医疗护理后，服务人员将返回家庭医生工作室。

因此，所研究的调度问题可以抽象为一个多路程问题（MTSP）。MTSP 的定义为：有 $n$ 个节点和 $m$ 个旅行推销员，他们从一个特定的起点开始工作。销售人员参观完目的地后，再回到起点。其目标是找到这样一些访问路径，它满足每个销售人员只能访问一个地方一次的要求，以使总成本最小化（Bektas，2006）。本章旨在构建一个具有时间窗的家庭医疗服务人员调度模型（Du 等，2017）。

### 二、数学规划模型

在提供家庭医疗服务时，经常遇到的问题是如何安排护理人员及他们的路线，使得医护人员的旅行成本和人工服务成本达到最小化。本章试图构建一个路径规划模型来解决这个问题。

### 1. 基本假设

（1）每位患者每次只需要一种服务。

（2）任两个患者之间，医生路上所需的时间是一样的。

（3）医护人员到达患者家中立即开始服务。

（4）医护人员足够满足所有的需求。

### 2. 下标

（1）$i$ 表示上一个需求点（出发地）。

（2）$j$ 表示下一个需求点（目的地）；（$i$，$j \in P = \{0, 1, \cdots, n\}$，0 表示服务点）。

（3）$h$ 表示医护人员（$h = 1, \cdots, H$）。

（4）$k$ 表示服务种类（$k = 1, \cdots, K$）。

### 3. 参数

（1）$c1_{ij}$ 表示点 $i$ 到点 $j$ 提供一次服务的旅行成本。

（2）$c2_{hk}$ 表示医护人员 $h$ 提供一次服务 $k$ 的成本。

（3）$t_{ij}$ 表示从服务点 $i$ 到需求点 $j$ 的旅行时间。

（4）$\tau_j$ 表示顾客 $j$ 所需服务的执行时间。

（5）$w_i$ 表示服务人员提前到达服务节点所需的等待时间。

（6）$e_i$ 代表患者可以接受最早的开始时间。

（7）$l_i$ 表示患者可以接受的最晚开始时间，这构成了提供每项患者服务的时间窗要求。

（8）$S_i$ 表示医护人员到达服务需求点 $i$ 所需的时间，$S_1 = e_1$。

（9）$A_i$ 表示医护人员到达需求点 $i$ 的时间。

（10）$D_i$ 表示医护人员离开需求点 $i$ 的时间。

其中，$A_i \in [e_i, l_i]$，$D_i = \mathrm{maxe}\{A_i + \tau_i, e_i + \tau_i\}$，$e_i$ 表示顾客 $i$ 所能接受的最早开始时间，$l_i$ 表示顾客 $i$ 所能接受的最晚开始时间；$y_{jhk}$ 表示医护人员 $h$ 是否能为需求点 $j$ 提供所需服务 $k$，没有能力为 0，否则为 1，$y_{jhk}$ 是输入参数。

$r_{ij}$ 表示需求点 $j$ 的顾客是否优先于需求点 $i$ 的顾客，优先为 0，否则为 1，$r_{ij}$ 是可以提前决定的输入参数。

### 4. 决策变量

$x_{ijhk}$ 为 0-1 变量，$x_{ijhk} = 1$ 表示提供服务 $k$ 的医护人员 $h$ 走过了弧（$i$，$j$），没有走过则为 0。

### 三、模型的目标

$$\min \sum_{i\in p}\sum_{j\in p}\sum_{h\in H}\sum_{k\in K}(cl_{ij}+c2_{hk})x_{ijhk}+\sum_{i\in p}\sum_{h\in H}P_i(s_i) \qquad (6.1)$$

### 四、模型的约束条件

$$\sum_{j\in p}\sum_{h\in H}\sum_{k\in K}x_{ijhk}=1 \quad \forall i\in P\backslash\{0\} \qquad (6.2)$$

$$\sum_{i\in p}x_{ijhk}-\sum_{i\in p}x_{jihk}=0 \quad \forall j\in P\backslash\{0\},k\in K,h\in H \qquad (6.3)$$

$$\sum_{j\in p}\sum_{k\in K}x_{ojhk}=1 \quad \forall h\in H \qquad (6.4)$$

$$\sum_{j\in p}\sum_{k\in K}x_{j0hk}=1 \quad \forall h\in H \qquad (6.5)$$

$$\sum_{i\in Q}\sum_{j\in Q}\sum_{h\in H}\sum_{k\in K}x_{ijhk}\leqslant|Q|-1\forall Q\subseteq P\backslash\{0\},k\in K,h\in H \qquad (6.6)$$

$$w_j=\max(e_j-s_i-t_{ij},0)\forall j\in P\backslash\{0,i\} \qquad (6.7)$$

$$\sum_{i\in P}\sum_{h\in H}\sum_{k\in K}x_{ijhk}(s_i+t_i+t_{ij}+w_j)=s_j \quad \forall j\in P\backslash\{0,i\} \qquad (6.8)$$

$$P_i(s_i)=p\times w_i+q\times\max(s_i-l_i,0) \qquad (6.9)$$

$$x_{ijhk}\leqslant y_{ijhk}\forall i\in P,j\in P\backslash\{0\},k\in K,h\in H \qquad (6.10)$$

$$D_i+t_{ij}+t_j\leqslant r_{ij}D_j \quad \forall i\in P,j\in P\backslash\{0\} \qquad (6.11)$$

$$s_i\in[8,18] \quad \forall i\in P \qquad (6.12)$$

$$x_{ijhk}\in\{0,1\} \quad \forall i,j\in P,k\in K,h\in H \qquad (6.13)$$

模型的目标是在满足所有顾客的需求下实现旅行成本（C1）和服务成本（C2）的最小化，即式（6.1）。

约束条件（6.2）表示每位顾客只能接受一次服务。

约束（6.3）表示当医护人员到达一个需求点后必须离开此需求点。

约束（6.4）和（6.5）分别表示医护人员只能离开和回到服务点一次。

约束(6.6)表示只有在有能力的情况下医护人员才能上门服务。

约束(6.7)~(6.9)表示时间窗约束。

约束(6.7)计算提前到达服务节点的服务人员所需的等待时间。

约束(6.8)给出了服务人员到达各需求点的时间。

约束(6.9)计算医务人员早到或晚到需求点的惩罚,其中 $p$ 为早到的惩罚系数,$q$ 为晚到的惩罚系数。

约束(6.10)表示医务人员必须是持牌的合格医护专业人员,才可提供探访服务。

约束(6.11)是时间窗约束,它限制医务人员在各服务需求地点的最早出发时间。优先级 $r$ 表示医务人员必须优先前往需求点提供服务。本章分析方法的优先级由患者病情的严重程度确定。换句话说,我们确保病情更严重的患者在医疗上有更高的优先权。具体来说,我们根据优先级不同将患者分为两类:急诊患者和非急诊患者。与非急诊患者相比,急诊患者是最优先考虑的。如果急诊患者病情严重程度相当,则根据患者预约时间、患者所在位置、医疗服务中心的医疗资源等因素综合确定优先级。非急诊患者的优先级通常决定于患者的预约时间。

约束(6.12)和(6.13)表示了变量的取值范围。

## 五、数值试验

本章应用了 Lingo11 来对模型求解,先通过代入一些简单的数据以验证模型的合理性。数据中包含了三个需求点 P1、P2、P3,所需的服务分别为 k1、k2、k3,对应的时间窗分别为[9,10]、[10,12]、[12,13]。服务点有 2 名医护人员,具体情况见表6-2。

表6-2　服务点人员表

| 服务人员 | 掌握技能 | 服务时长 | 服务成本元/每次 |
| --- | --- | --- | --- |
| h1 | k1 | 1h | 30 |
| h2 | k2 | 2h | 40 |

通过求解得到目标函数的最小值为260,其中关键结果为:

X(P0, P1, H1, K1)　　　　　　　　1.0

| | |
|---|---|
| X(P0，P2，H2，K2) | 1.0 |
| X(P1，P3，H1，K1) | 1.0 |
| X(P2，P0，H2，K2) | 1.0 |
| X(P3，P0，H1，K1) | 1.0 |
| A(P1) | 9.0 |
| A(P2) | 12.0 |
| A(P3) | 12.0 |
| D(P1) | 10.0 |
| D(P2) | 14.0 |
| D(P3) | 13.0 |

从结果可以看到，最优的路线安排如图 6-1 所示(弧上的数字表示两点之间的行程时间，方框内的数字表示医护人员应该到达或者离开需求点的时间点)。

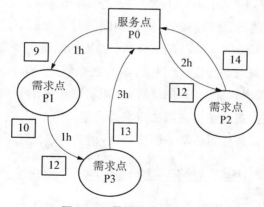

图 6-1　最优的路线安排图

医护人员 h1 应该于 9 点到达 P1 点提供 1 个小时的 k1 服务，并于 10 点离开，经过 1 个小时的路程到达 P3 点提供 k1 服务。由于 P3 点的顾客需要服务的最早开始时间为 12 点，所以医护人员 h1 需要 1 个小时的等待，并于 13 点完成服务并返回服务点。而医护人员 h2 应该于 12 点到达 P2 点提供两个小时的 k2 服务，并于 14 点返回服务点。

## 六、遗传算法结合局部搜索

本章提出的模型是一个多旅行商问题的变形。如果我们放松患者优先级的约束,考虑患者优先级和时间窗的家庭医疗服务调度优化,问题将转化为具有时间窗(Gendreau 等,1998)的多旅行商问题(MTSP)。由于具有时间窗的旅行商问题(TSP)已被证明是一个强 NP-hard 问题(Savelsbergh,1985;Ascheuer 等,2001),我们可以得出结论,我们研究的问题也是 NP-hard 问题。也就是说,在 p≠NP 的假设下,我们找不到一个可以在多项式时间内得到最优解的算法。虽然采用精确算法可以获得最优解,但其所需运行时间呈指数级复杂。因此,改进的遗传算法可用于求解大规模求解过程中构造的模型。遗传算法由生物界演化而来,是一种基于优胜劣汰的随机搜索方法。Goldberg(1991)总结了一种基本的以其他遗传算法为基础和原型的遗传算法,结构简单。以人群为基础的算法加以局部搜索结构应用于本章研究问题有以下三个原因:首先,混合遗传算法(HGA)结合 GA(全局优化算法)和本地搜索(局部优化),已被许多学者采用来解决家庭健康护理的问题(Jayalakshmi 等,2001;Lin 等,2016;Snyder 等,2006;Larranaga 等,1999);其次,与禁忌搜索/路径重联(TS/PR)相比,HGA 方法求解该问题所需的计算时间较短,但在相同的时间限制下得到的解质量较低(Shahvari 等,2012,2015—2017);第三,本章提出的问题主要是为了满足家庭在医疗服务中的时间需求,可以通过 HGA 的方法来解决(Yalçındag 等,2016;Du 等,2013)。然而,考虑到 TS/PR 的优势,我们将在未来的研究中尝试采用 TS/PR 来处理研究问题,进一步提高解决方案的质量。

本章参考结合局部搜索的基本遗传算法,构造的迭代过程如图 6-2 所示。

---

算法:遗传算法结合局部搜索(HGA)的家庭护理服务调度

主要过程

**步骤1** 初始化
输入参数:人口数量 ps,停止标准 Tmax 等
采用启发式和随机方法形成初始群体
计算适合度并排序
群体多样化

**步骤2** 选择算子
使用轮盘赌选择算子 $P_1$、$P_2$ 选择染色体

**步骤3** 交叉算子
对染色体应用交叉策略得到两个子代 $C_1$、$C_2$

**步骤4** 局部搜索和突变
如果生成的随机数(0,1)小于 q,则执行局部搜索;
如果连续 5 代不能改变适合度,则执行变异算子。

**步骤5** 程序终止和输出
满足终止条件/输出最佳解

**图 6-2 混合遗传算法(HGA)的一般框架**

主要过程如下：

### 1. 群体结构和染色体编码

第一步是初始化染色体的种群，关键问题是如何对染色体进行编码。为了利用遗传算法求解 MTSP 问题，一般的方法是将 MTSP 转化为 TSP 问题，那就是为了编码来添加虚拟符号。

假设点 0 表示对家庭护理服务人员健康服务中心的无需求，点 $1, \cdots, n$ 表示有 $1, \cdots, n$ 个需求点需要 $m$ 个服务人员上门服务。然后，总共设置 $m-1$ 个虚拟符号，分别为 $n+1, \cdots, n+(m-1)$。出现在医务人员访问路径中的每个虚拟符号表示医务人员返回到卫生服务中心形成一个循环。图 6-3 表示染色体编码。第一个医务人员在第 2 点和第 1 点后返回卫生服务中心，第二名医务人员将在拜访完第 6、第 4 和第 5 点后返回卫生服务中心。

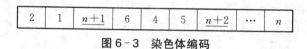

图 6-3 染色体编码

在编码过程中，需要注意避免医务人员加班的问题，以及一般情况下的子路径，即医务人员在返回医疗服务中心前没有直接访问任何需求点。在编程中，将这两种情况的适应度设置为最大值，以消除这种染色体。

### 2. 选择算子

选择算子用于繁殖对新种群具有高度适应性的个体。该模型的目标是使成本最小化。因此，适应度函数 $f(x) = 10/Z$ 用于染色体的适应度。

本章使用的是轮盘赌选择算子（Mitchell，1998）。它使用每个个体适合度的比例来确定其后代的可能性。执行选择算子就像旋转轮子来选择染色体。此外，本章还考虑了精英个体保留策略（Deb 等，2002），它是为了种群选择最高程度的个体，并直接复制给后代。它保证了最优个体顺利进入下一代，从而加快了种群的收敛速度，提高了算法的效率。

### 3. 交叉算子

本章采用了相关的交叉策略（Oliver 等，1987；Goldberg 等，1985；Syswerda，1989），可以在不改变母体的任何部分顺序的情况下增加种群多样性。该方法将加快算法的收敛速度。具体步骤如下。

从亲代 B 中随机选择 A 代码，将他们放在 A 子代的相应位置。为了确保两个相同的染色体可以交叉产生不同的后代,我们考虑交换亲代 A 的第三部分和亲代 B 的第一部分。之后,可以从亲代 B(跳过现有代码)挑选子代 A 其余的部分,子代 B 的挑选方式相同。

- 杂交前

  亲代 A:872,139|546

  亲代 B:983|567,142

- 杂交后

  子代 A:721,546|983

  子代 B:546|983,712

### 4. 局部搜索与突变

在混合遗传算法(HGA)中,局部搜索采用固定概率。如果生成的随机数 (0,1)小于 q,则执行本地搜索。双选择交换将用于本地搜索;更详细的信息可以在参考文献中找到(Mühlenbein 等,1989;Brawn,1990;Ulder 等,1990;Potzin,1996)。我们研究的"two-opt exchange"是在一条路线上执行的,它使用另外两条弧线替换路线中的两条弧线(Croes,1958;Lin 等,1973)。例如,让我们假设一条路线上有对一个医疗服务中心的多个需求节点,按照{(p,p+1);(q,q+1)}顺序遍历,形成交叉(Tarantilis 等,2002)。双选择交换将消除弧(p,p+1)和(q,q+1)的交叉,用(p,q)和(p+1,q+1)来重新连接新路线(Prins,2009)。同样的方法可以用于局部搜索的多个不同路线。特别是当连续 10 代适应度不变时,系统将执行变异算子。突变操作采用多重交换突变算子。从染色体中随机选择两个部分,然后交换这两个部分的基因,重复这个过程几次。

### 5. 终止演变的条件

考虑到遗传算法是一个迭代过程,我们必须设置适当的终止条件来终止算法。当算法满足终止条件集时,进化过程中适应度最大的个体作为最优解给出,计算终止。

在本章中,我们建立了以下两个终止规则:

(1) 达到预先定义的进化年代,即 3 000 代。

(2) 群体中的最优个体在连续 200 代中不能获得进步。

## 第四节　家庭医疗服务人员调度实证分析及探讨

### 一、计算结果分析

位于上海市普陀区东部的宜川路街道，面积为 1.12 平方公里，共有居民 2.69 万余户，8.78 万余人。该街道下辖 20 个居委会，本章就以这 30 个小区的中心点作为家庭医疗服务的需求点，以此来研究宜川路街道的家庭医疗指派问题。

本章选取了宜川路街道社区卫生服务中心作为家庭医疗的服务点。宜川路街道社区卫生服务中心是一所一级甲等医疗机构。该中心设有便民服务站，为病员主动提供导医服务、医疗咨询、各科业务咨询等便民服务。同时对行动不便或有特殊需求的患者可予电话预约出诊，提供家庭病床、出诊化验等上门服务项目。

本章假定每个需求点对某种服务的需求都可以在一段时间内得到集中的处理，而服务点共 5 名医护人员，相关数据见表 6-3。

表 6-3　服务人员相关数据

| 服务人员 | 掌握技能 |
| --- | --- |
| H1 | 家庭治疗 |
| H2 | 家庭治疗、健康档案 |
| H3 | 家庭病床 |
| H4 | 家庭病床 |
| H5 | 家庭病床、健康档案 |

模型和算法的参数设置如表 6-4 和表 6-5 所示。表 6-3 中 5 名医务人员的第一个数据集和图 6-4 中的医疗服务需求位置（P1～P30，第 1 个需求点到第 30 个需求点）由上海市宜川路街道社区卫生服务中心提供；而第二个数据集是随机生成的。具体地说，每个患者的具体位置是在正态分布的均值和标准差的选定区域中随机抽样。医务人员的人数也是根据小规模（A.3.3～A.5.45）、中等规模（B.3.5～B.8.80）和大规模（C.9.90～C.12.120）的情况随机产生的。其中，A.3.3 表示小规模情况下有 3 个护理人员、3 个患者，B.3.5 表示中等规模下有 3 个护理人员、5 个患者，其余类同。

表 6-4 模型的参数设置

| 参数 | 值 |
|---|---|
| 家庭病床(k1)/小时 | 0.5 |
| 健康档案(k2)/小时 | 0.3 |
| 移动速度/(千米/小时) | 8 |
| 单位差旅费/(元/千米) | 2 |
| 提前到达的惩罚系数 | 1 |
| 迟到的惩罚系数 | 2 |

表 6-5 算法的参数设置

| 参数 | 值 |
|---|---|
| 人口数量 | 500 |
| 交叉概率 | 0.5 |
| 突变概率 | 0.5 |
| 终止年代 | 3 000 |

使用 Eclipse IDE 编写一个运行在 Windows 7 操作系统上的 Java 程序,需要 2.4 秒才能得到结果。得到的路径调度的最优结果如表 6-6 所示。

表 6-6 计算结果图

| i | J | 服务人员 | 服务类型 |
|---|---|---|---|
| 0 | 20 | h1 | k1 |
| 8 | 0 | h1 | k1 |
| 18 | 28 | h1 | k1 |
| 19 | 18 | h1 | k1 |
| 20 | 24 | h1 | k1 |
| 24 | 19 | h1 | k1 |
| 28 | 8 | h1 | k1 |
| 0 | 2 | h2 | k1 |
| 2 | 26 | h2 | k1 |
| 6 | 27 | h2 | k1 |
| 7 | 0 | h2 | k1 |

（续表）

| i | J | 服务人员 | 服务类型 |
| --- | --- | --- | --- |
| 26 | 6 | h2 | k1 |
| 27 | 7 | h2 | k1 |
| 0 | 3 | h3 | k1 |
| 1 | 0 | h3 | k1 |
| 3 | 4 | h3 | k1 |
| 4 | 1 | h3 | k1 |
| 0 | 12 | h4 | k2 |
| 11 | 14 | h4 | k2 |
| 12 | 11 | h4 | k2 |
| 13 | 15 | h4 | k2 |
| 14 | 13 | h4 | k2 |
| 15 | 21 | h4 | k2 |
| 21 | 25 | h4 | k2 |
| 22 | 23 | h4 | k2 |
| 23 | 0 | h4 | k2 |
| 25 | 22 | h4 | k2 |
| 0 | 9 | h5 | k1 |
| 5 | 16 | h5 | k1 |
| 9 | 5 | h5 | k1 |
| 10 | 29 | h5 | k1 |
| 16 | 17 | h5 | k1 |
| 17 | 10 | h5 | k1 |
| 29 | 30 | h5 | k1 |
| 30 | 0 | h5 | k1 |

为了进一步验证所提出的模型，我们假设上海市宜川路街道社区卫生服务中心有 3 名护理人员和 50 名患者。我们还使用相同的 Java 程序来运行这个模型。路径调度的最优结果如表 6-7 所示，各节点的时间窗如表 6-8 所示。

表 6-7　算法的参数设置

| 目标 | 结　果 |
| --- | --- |
| 最后一代 | 2 904 |
| 最低成本 | 48.0 |

（续表）

| 目标 | 结　　果 |
|---|---|
| 路线 1 | P0→P22(K1)→P1(K1)→P21(K1)→P15(K1)→P16(K1)→P36(K1)→P34(K1)→P43(K1)→P8(K1)→P49(K1)→P17(K1)→P35(K1)→P37(K1)→P10(K1)→P30(K1)→P26(K1)→P6(K1)→P32(K1)→P5(K1)→P28(K1)→P13(K1)P37(K1)→P38(K1)P37(K1)→P0 |
| 路线 2 | P0→P18(K1)→P45(K1)→P33(K1)→P44(K1)→P14(K1)→P48(K1)→P19(K1)→P4(K1)→P42(K1)→P11(K1)→P31(K1)→P12(K1)→P2(K1)→P3(K1)→P0 |
| 路线 3 | P0→P9(K1)→P25(K1)→P23(K1)→P47(K1)→P46(K1)→P24(K1)→P41(K1)→P50(K1)→P27(K1)→P7(K1)→P40(K1)→P20(K1)→P39(K1)→P29(K1)→P0 |

表 6-8　各节点的时间窗

| 路线 | 节点 | 最早开始时间 | 最晚开始时间 | 服务人员 | 服务类型 |
|---|---|---|---|---|---|
| 路线 1 | P22 | 8 | 11 | h1 | k1 |
| | P1 | 8 | 11 | h1 | k1 |
| | P21 | 8 | 12 | h1 | k1 |
| | P15 | 8 | 11 | h1 | k1 |
| | P16 | 9 | 12 | h1 | k1 |
| | P36 | 8 | 12 | h1 | k1 |
| | P34 | 10 | 16 | h1 | k1 |
| | P43 | 8 | 12 | h1 | k1 |
| | P8 | 9 | 12 | h1 | k1 |
| | P49 | 12 | 15 | h1 | k1 |
| | P17 | 10 | 13 | h1 | k1 |
| | P35 | 13 | 17 | h1 | k1 |
| | P37 | 13 | 16 | h1 | k1 |
| | P10 | 10 | 14 | h1 | k1 |
| | P30 | 13 | 16 | h1 | k1 |
| | P26 | 12 | 15 | h1 | k1 |
| | P6 | 9 | 15 | h1 | k1 |
| | P32 | 15 | 18 | h1 | k1 |
| | P5 | 10 | 16 | h1 | k1 |
| | P28 | 14 | 17 | h1 | k1 |
| | P13 | 13 | 17 | h1 | k1 |
| | P38 | 14 | 17 | h1 | k1 |

（续表）

| 路线 | 节点 | 最早开始时间 | 最晚开始时间 | 服务人员 | 服务类型 |
|---|---|---|---|---|---|
| 路线2 | P18 | 10 | 14 | h2 | k1 |
| | P45 | 8 | 11 | h2 | k1 |
| | P33 | 9 | 15 | h2 | k1 |
| | P44 | 9 | 15 | h2 | k1 |
| | P14 | 8 | 12 | h2 | k1 |
| | P48 | 10 | 14 | h2 | k1 |
| | P19 | 12 | 15 | h2 | k1 |
| | P4 | 9 | 15 | h2 | k1 |
| | P42 | 13 | 17 | h2 | k1 |
| | P11 | 12 | 15 | h2 | k1 |
| | P31 | 14 | 17 | h2 | k1 |
| | P12 | 13 | 16 | h2 | k1 |
| | P2 | 14 | 17 | h2 | k1 |
| | P3 | 15 | 18 | h2 | k1 |
| 路线3 | P9 | 10 | 13 | h3 | k2 |
| | P25 | 10 | 14 | h3 | k2 |
| | P23 | 9 | 12 | h3 | k2 |
| | P47 | 10 | 13 | h3 | k2 |
| | P46 | 9 | 12 | h3 | k2 |
| | P24 | 10 | 13 | h3 | k2 |
| | P41 | 10 | 16 | h3 | k2 |
| | P50 | 10 | 16 | h3 | k2 |
| | P27 | 13 | 16 | h3 | k2 |
| | P7 | 10 | 16 | h3 | k2 |
| | P40 | 9 | 15 | h3 | k2 |
| | P20 | 13 | 17 | h3 | k2 |
| | P39 | 15 | 18 | h3 | k2 |
| | P29 | 15 | 18 | h3 | k2 |

具体路线规划如图6-4所示，最低成本及其代数关系如图6-5所示。第一代的成本高达9 262元，这是由于高时间窗代价造成的。经过15代的进化，成本急剧下降。在第77代时，成本波动趋于稳定，并在第2 904代时得到了最优解。实验的收敛性证明，采用遗传算法求解该问题是可行的。

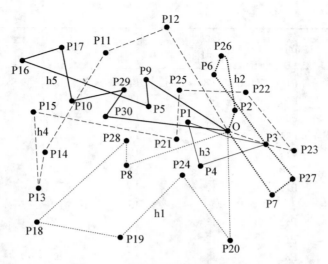

图 6-4　30 个需求点的调度线路图

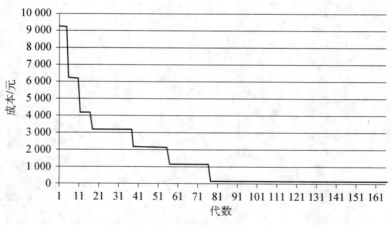

图 6-5　演变的收敛趋势

在每个需求点医护人员的到达时间分析中,我们可以发现没有医务人员到达时间晚于最晚的开始时间,这意味着模型确保上门服务时间最大程度地按照时间窗约束,有效地改善患者的满意度,说明了算法的可靠性。

## 二、调度质量比较

目前,家庭卫生服务的调度大多是手动操作,耗时长,效果不佳。此外,商业优化软件（如 Cplex 求解器）可以在较小规模的需求点上获得最佳解。为了进一步验证所提出的模型和算法，我们考虑不同的居家护理服务需求点，基于成本和时间两个主要标准，对调度质量进行比较（Zurich，1975）。用相同的数据集比较了三种方法（HGA、GA 和 Cplex）。每种方法实验 20 次，将平均计算结果作为最终结果。Cplex、GA 和 HGA 的平均计算时间（分钟）如图 6-6 所示。

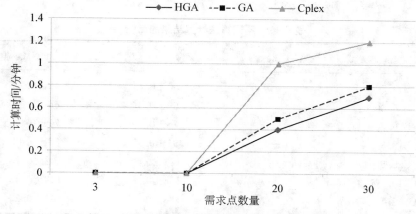

图 6-6　三家居家护理服务不同方法的平均计算时间

由图 6-6 可以看出，对于小规模需求点，HGA 的平均计算时间要小于 GA 和 Cplex。特别是随着需求点的增加，HGA 的平均计算时间趋于稳定；同时，Cplex 的平均计算时间急剧增加。此外，当需求点大于 40 时，Cplex 不会得到任何结果。

不同需求点的平均误差如图 6-7 所示。

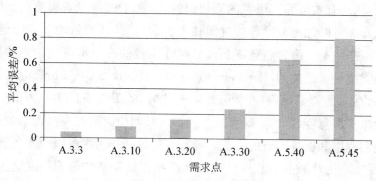

图 6-7　不同需求点的平均误差

图 6-7 中每组(实例 A.3.3~A.5.45)表示有 3~45 名患者的小规模实例。A.3.3 表示有 3 个护理人员、3 个患者和 1 个医疗中心。从图 6-6 中可以看到,对于小问题实例,所有组的最大平均误差小于 0.81%。对于中型实例(来自 B.3.50~B.8.80)和大型实例(来自 C.9.90~C.12.120),Cplex 无法给出解决方案。如表 6-9 所示,HGA 的计算结果在任何情况下都优于 GA,平均误差小于标准遗传算法。因此,该模型和 HGA 是有效的。

表 6-9　不同算法计算结果的比较

| 实例 | Cplex | GA | HGA |
| --- | --- | --- | --- |
| B.3.50 | — | 50±0.61 | 48±0.23 |
| B.5.60 | — | 69±0.45 | 66±0.18 |
| B.6.70 | — | 76±0.39 | 71±0.22 |
| B.8.80 | — | 96±0.27 | 88±0.14 |
| C.9.90 | — | 123±0.28 | 102±0.23 |
| C.10.100 | — | 165±0.51 | 122±0.45 |
| C.12.120 | — | 188±0.42 | 141±0.29 |

目前,医务人员的调配是通过人工调度来完成的。一方面来看,它难以避免地会发生错误;另一方面来看,由于需求具有随机性和不确定性,合理的调度很难实现。在医疗服务需求高峰时期,患者等待时间较长,急诊患者得不到及时的医疗救治。本章建立的模型考虑了患者的时间窗(最短和最长的时间限制),得出的结果能够满足患者对医疗服务时间的要求。该模型特别考虑了不同患者的优先级,能够有效地安排医疗顺序。这样,根据患者病情的严重程度来确定患者的优先级,从而有效地缩短患者的等待时间,有利于提高患者满意度。综上,本章的优化方法可以优化患者等待时间和患者满意度,从而帮助节省因延迟治疗而产生的医疗成本。患者满意度是衡量医疗质量的一个重要且常用的指标,虽然患者满意度是多维度的(Batchelor 等,1994;Tam,2007;Mourad 等,2010),在家庭医疗中,通常采用回应时间、患者等待时间、服务质量和服务价格四个指标来衡量患者满意度(Du 等,2015)。一般来说,回应时间受一些因素的影响,如联系的便利程度和医务人员的人数。患者等待时间作为家庭医疗服务质量的一个指标,受家庭医疗服务中心选址规划和医务人员派遣的影响。家庭医疗服务质量受医务人员水平和医疗设备先进程度的影响。服务价格受定价方案或政府

对价格有关规定的影响。

　　将家庭医疗保健系统与医院系统之二者进行比较也是必要的，先前有学者做过此方面的研究。如 Benbassat 等（2000）发现，家庭医疗保健系统可以减少再住院，以更少的支出提高护理质量。Starfield 和 Shi（2004）考虑了家庭医疗的有效性、成本和公平性，发现家庭医疗可以实现更好的护理和更低的整体医疗成本。Bruce 等（2002）发现，与医院系统相比，医疗和功能状况差是家庭医疗的主要劣势。在本章中，我们主要在提出的模型和方法的基础上，着重于提高家庭医疗保健的效率和质量。对优化方法的实施效果进行调查后发现，家庭医疗护理系统可以提供更高效、便捷的服务，从而降低护理成本，提高患者满意度，检验模型的有效性得以验证。考虑到大数据的需求，我们将在未来的研究中尝试比较一段时间的家庭医疗系统和医院系统。

　　另外，我们在未来的研究中会考虑更多的因素，如医务人员的工作量（为了平衡时间窗约束和优化医务人员的配置），根据实际的情况（Du 等，2009；Ye 等，2009）使用改进的智能优化算法（Du 等，2012）。

# 本章小结

　　在医疗资源稀缺的条件下，家庭医疗护理可以以较少的投入为老年人和其他特殊群体提供方便有效的医疗服务。同时，合理派遣人员及安排路线，不仅能够降低投入成本，还可以提高患者满意度。为了解决这一问题，本章对家庭医疗的调度优化问题进行了研究。构建的模型可以优化家庭医疗人员的调度，并采用遗传算法结合局部搜索求解该模型。此外，在进一步的研究中还应考虑服务和旅行时间的一些不确定性。特别是如何建立随机规划模型来寻找最有效的解决方案将是一个重要的研究方向。

　　值得注意的是，比较一段时间的家庭医疗保健系统和医院系统，进而全面分析家庭医疗保健系统的优点和缺点也是有必要的。虽然在文献中对家庭医疗保健系统和医院系统进行了若干比较，但仍需要进行更详细的比较，以便为家庭医疗保健的发展提供政策建议。

## 参考文献

［1］ Chahed S，Matta A，Sahin E，et al. Operations management related activities for home health care providers [J]. IFAC Proceedings Volumes, 2006,39(3): 641 - 646.

[ 2 ] Eveborn P, Flisberg P, Rönnqvist M. LAPS CARE-an operational system for staff planning of home care [J]. Eur J Oper Res, 2006,171,962 - 976.

[ 3 ] Eveborn P, Rönnqvist M, Einarsdóttir H, et al. Operations research improves quality and efficiency in home care [J]. Interfaces, 2009,39,18 - 34.

[ 4 ] Bertels, S.; Fahle, T. A hybrid setup for a hybrid scenario: Combining heuristics for the home health care problem [J]. Comput Oper Res, 2006,33,2866 - 2890.

[ 5 ] Thomsen K. Optimization on home care [D]. Lyngby, Technical University of Denmark, 2006.

[ 6 ] Bennett A, Erera A. Dynamic periodic fixed appointment scheduling for home health [J]. IIE Trans Healthc Syst Eng, 2011,1,6 - 19.

[ 7 ] Bard J F, Purnomo H W. Preference scheduling for nurses using column generation [J]. Eur J Oper Res, 2005,164,510 - 534.

[ 8 ] Bard, J F, Purnomo H W. Cyclic preference scheduling of nurses using a Lagrangian-based heuristic [J]. J Sched, 2007,10,5 - 23.

[ 9 ] Beliën J, Demeulemeester E. A branch-and-price approach for integrating nurse and surgery scheduling [J]. Eur J Oper Res, 2008,189(3): 652 - 668.

[10] Punnakitikashem P, Rosenberger J, Behan D. Stochastic programming for nurse assignment [J]. Comput Opt Appl, 2008,40,321 - 349.

[11] Hertz A, Lahrichi N. A patient assignment algorithm for home care services [J]. J Oper Res Soc, 2009,60,481 - 495.

[12] Borsani V, Matta A, Beschi G, et al. A home care scheduling model for human resources [C]. 2006 International Conference on Service Systems and Service Management, Troyes, 2006: 449 - 454.

[13] Kergosien Y, Lenté C, Billaut J C. Home health care problem an extended multiple Traveling Salesman Problem [J]. Multidisciplinary International Conference on Scheduling: Theory and Applications (MISTA 2009),2009: 85 - 92.

[14] Bachouch R B, Guinet A, Hajri-Gabouj S. An optimization model for task assignment in home health care [C]. 2010 IEEE Workshop on Health Care Management (WHCM), Venice, 2010: 1 - 6.

[15] Lanzarone E, Matta A, Scaccabarozzi G. A patient stochastic model to support human resource planning in home care [J]. Prod Plan Control, 2010,21(1): 3 - 25.

[16] Triki N, Garaix T, Xie X. A two-phase approach for periodic home health care planning [C]. 2014 IEEE International Conference on Automation Science and Engineering (CASE), Taipei, 2014: 518 - 523.

[17] Liu R, Xie X, Augusto V, et al. Heuristic algorithms for a vehicle routing problem

with simultaneous delivery and pickup and time windows in home health care [J]. Eur J Oper Res, 2013,230: 475 - 486.

[18] Liu R, Xie X. Weekly home health care logistics [C]. Networking, Sensing and Control (ICNSC), 2013 10th IEEE International Conference, 2013: 282 - 287.

[19] Cappanera P, Scutellà M G. Joint assignment, scheduling and routing models to home care optimization: a pattern based approach [J]. Transport Sci, 2014,49(4): 721 - 1005.

[20] Koeleman P M, Bhulai S, van Meersbergen M. Optimal patient and personnel scheduling policies for care-at-home service facilities [J]. Eur J Oper Res, 2012,219: 557 - 563.

[21] Hiermann G, Prandtstetter M, Rendl A, et al. Metaheuristics for solving a multimodal home-healthcare scheduling problem [J]. Cent Eur J Oper Res, 2015,23(1): 89 - 113.

[22] Liu R, Xie X, Garaix T. Hybridization of tabu search with feasible and infeasible local searches for periodic home health care logistics [J]. Omega, 2014,47: 17 - 32.

[23] Akjiratikarl C, Yenradee P, Drake P R. PSO-based algorithm for home care worker scheduling in the UK [J]. Comput Ind Eng, 2007,53,559 - 583.

[24] Duque P A M, Castro M, Sörensen K, et al. Home care service planning. The case of Landelijke Thuiszorg [J]. Eur J Oper Res, 2015,243,292 - 301.

[25] Braekers K, Hartl R F, Parragh S N, et al. A bi-objective home care scheduling problem: Analyzing the trade-off between costs and client inconvenience [J]. Eur J Oper Res, 2016,248,428 - 443.

[26] Rest K D, Hirsch P. Daily scheduling of home health care services using time-dependent public transport [J]. Flex Serv Manuf J, 2016,28: 1 - 31.

[27] Redjem R, Marcon E. Operations management in the home care services: A heuristic for the caregivers' routing problem [J]. Flex Serv Manuf J, 2016,28,280 - 303.

[28] Yalçindağ S, Matta A, Sahin E, et al. The patient assignment problem in home health care: Using a data-driven method to estimate the travel times of care givers [J]. Flex Serv Manuf J, 2016,28(1 - 2),304 - 335.

[29] Mankowska D S, Meisel F, Bierwirth C. The home health care routing and scheduling problem with interdependent services [J]. Health Care Manag Sci, 2014, 17(1), 15 - 30.

[30] Trautsamwieser A, Hirsch P. Optimization of daily scheduling for home health care services [J]. J Appl Oper Res, 2011,3,124 - 136.

[31] Nguyen T V L, Montemanni R. Mathematical programming models for home health care service optimisation [J]. Int J Oper Res, 2016,25(4),449 - 463.

[32] Addis B, Carello G, Grosso A, et al. Handling uncertainty in health care management

using the cardinality-constrained approach: Advantages and remarks [J]. Oper Res Health Care, 2015,4(1),1 - 4

[33] Rasmussen M S, Justesen T, Dohn A, et al. The home care crew scheduling problem: Preference-based visit clustering and temporal dependencies [J]. Eur J Oper Res, 2012, 219(3): 598 - 610.

[34] Cappanera P, Scutellà M G. Home Care optimization: impact of pattern generation policies on scheduling and routing decisions [J]. Electron Notes Discrete Math, 2013, 41: 53 - 60.

[35] Matta A, Chahed S, Sahin E, et al. Modelling home care organisations from an operations management perspective [J]. Flex Serv Manuf J, 2014,26(3): 295 - 319.

[36] Yalçindag S, Matta A, Sahin E. Operator assignment and routing problems in home health care services [C]. 2012 IEEE International Conference on Automation Science and Engineering (CASE), Seoul, 2012: 329 - 334.

[37] Nickel S, Schröder M, Steeg J. Mid-term and short-term planning support for home health care services [J]. Eur J Oper Res, 2012,219(3): 574 - 587.

[38] Lanzarone E, Matta A, Sahin E. Operations management applied to home care services: the problem of assigning human resources to patients [C]. IEEE Transactions on Systems, Man, and Cybernetics—Part A: Systems and Humans, 2012, 42(6): 1346 - 1363.

[39] Yuan B, Liu R, Jiang Z. Home Health Care Crew Scheduling and Routing Problem with Stochastic Service Times [C]. 2014 IEEE International Conference on Automation Science and Engineering (CASE), Taipei, 2014,564 - 569.

[40] Bektas T. The multiple traveling salesman problem: An overview of formulations and solution procedures [J]. Omega 2006,34(3),209 - 219.

[41] Du G, Liang X, Sun C. Scheduling optization of home health care service considering patients' priorities and time windows [J]. Sustainability, 2017,9(2): 253.

[42] Gendreau M, Hertz A, Laporte G, et al. A generalized insertion heuristic for the traveling salesman problem with time windows [J]. Oper Res, 1998,43,330 - 335.

[43] Savelsbergh M. Local search in routing problems with time windows [J]. Ann Oper Res, 1985,4,285 - 305.

[44] Ascheuer N, Fischetti M, Grötschel M. Solving the asymmetric travelling salesman problem with time windows by branch-and-cut [J]. Math Program, 2001,90,475 - 506.

[45] Goldberg D E, Deb K. A comparative analysis of selection schemes used in genetic algorithms [J]. Found Genet Algorithms, 1991,1,69 - 93.

[46] Jayalakshmi G A, Sathiamoorthy S, Rajaram R. A hybrid genetic algorithm-A new approach to solve traveling salesman problem [J]. Int J Comput Eng Sci, 2001,2(2),

339 - 355.

[47] Lin B, Sun X, Salous S. Solving travelling salesman problem with an improved hybrid genetic algorithm [J]. J Comput Commun, 2016,4(15),98.

[48] Snyder L V, Daskin M S. A random-key genetic algorithm for the generalized traveling salesman problem [J]. Eur J Oper Res, 2006,174(1),38 - 53.

[49] Larranaga P, Kuijpers C, Murga R H, et al. Genetic algorithms for the travelling salesman problem: A review of representations and operators [J]. Artif Intell Rev, 1999,13(2),129 - 170.

[50] Shahvari O, Salmasi N, Logendran R, et al. An efficient tabu search algorithm for flexible flow shop sequence-dependent group scheduling problems [J]. Int J Prod Res, 2012,50(15),4237 - 4254.

[51] Shahvari O, Logendran R. Bi-criteria batch scheduling on unrelated-parallel machines [C]. Proceedings of the 2015 Industrial and Systems Engineering Research Conference (ISERC2015), Tennessee, 2015.

[52] Shahvari O, Logendran R. Hybrid flow shop batching and scheduling with a bicriteria objective [J]. Int J Prod Econ, 2016,179,239 - 258.

[53] Shahvari O, Logendran R. An enhanced tabu search algorithm to minimize a bicriteria objective in batching and scheduling problems on unrelated-parallel machines with desired lower bounds on batch sizes [J]. Comput Oper Res, 2017,77,154 - 176.

[54] Du G, Jiang Z, Yao Y, et al. Clinical pathways scheduling using hybrid genetic algorithm [J]. J Med Syst, 2013,37(3): 9945.

[55] Mitchell M. An Introduction to Genetic Algorithms [M]. Cambridge: MIT press, 1998.

[56] Deb K, Pratap A, Agarwal S, et al. A fast and elitist multiobjective genetic algorithm: NSGA-II [J]. IEEE Trans Evol Comput, 2002,6(2): 182 - 197.

[57] Oliver I M, Smith D J, Holland J R C. A Study of Permutation Crossover Operators on the Traveling Salesman Problem [C]. Proceedings of the Second International Conference on Genetic Algorithms on Genetic algorithms and their application, 1987.

[58] Goldberg D E, Lingle R. Alleles, loci, and the traveling salesman problem [C]. Proceedings of the 1st International Conference on Genetic Algorithms, Pittsburgh, PA, USA, 1985.

[59] Syswerda G. Uniform crossover in genetic algorithms [C]. International Conference on Genetic Algorithms. Morgan Kaufmann Publishers Inc, 1989: 2 - 9.

[60] Mühlenbein H. Parallel genetic algorithms, population genetics and combinatorial optimization [C]. Workshop on Parallel Processing: Logic, Organization, and Technology. Springer, Berlin, Heidelberg, 1989: 398 - 406.

［61］ Braun H. On solving travelling salesman problems by genetic algorithms ［C］. International Conference on Parallel Problem Solving from Nature. Springer, Berlin, Heidelberg, 1990: 129 - 133.

［62］ Ulder N L J, Aarts E H L, Bandelt H J, et al. Genetic local search algorithms for the traveling salesman problem ［C］. International Conference on Parallel Problem Solving from Nature. Springer, Berlin, Heidelberg, 1990: 109 - 116.

［63］ Potvin J Y. Genetic algorithms for the traveling salesman problem ［J］. Ann Oper Res, 1996,63(3): 337 - 370.

［64］ Croes G A. A method for solving traveling-salesman problems ［J］. Oper Fes, 1958,6 (6): 791 - 812.

［65］ Lin S, Kernighan B W. An effective heuristic algorithm for the traveling-salesman problem ［J］. Oper Fes, 1973,21(2): 498 - 516.

［66］ Tarantilis C D, Kiranoudis C T. Distribution of fresh meat ［J］. J Food Eng, 2002,51 (1): 85 - 91.

［67］ Prins C. Two memetic algorithms for heterogeneous fleet vehicle routing problems ［J］. Eng Appl Artif Intell, 2009,22(6): 916 - 928.

［68］ Zurich L. Operations research in production planning, scheduling and inventory control ［J］. J Oper Res Soc, 1975,26(3): 568 - 569.

［69］ Batchelor C, Owens D J, Read M, et al. Patient satisfaction studies: methodology, management and consumer evaluation ［J］. Int J Health Care Qual Assur, 1994,7(7): 22 - 30.

［70］ Tam, J. Linking quality improvement with patient satisfaction: A study of a health service centre ［J］. Mark Intell Plan, 2007,25,732 - 745.

［71］ Mourad S M, Nelen W L, Akkermans R P, et al. Determinants of patients' experiences and satisfaction with fertility care ［J］. Fertil Steril, 2010,94(4): 1254 - 1260.

［72］ Du G, Sun C. Location planning problem of service centers for sustainable home health care: Evidence from the empirical analysis of Shanghai ［J］. Sustainability, 2015,7, 15812 - 15832.

［73］ Benbassat J, Taragin M. Hospital readmissions as a measure of quality of health care: Advantages and limitations ［J］. Arch Intern Med, 2000,160,1074 - 1081

［74］ Starfield B, Shi L. The medical home, access to care, and insurance: A review of evidence ［J］. Pediatrics, 2004,113(5 Suppl), 1493 - 1498.

［75］ Bruce M L, McAvay G J, Raue P J, et al. Major depression in elderly home health care patients ［J］. Am J Psychiatry, 2002,159(8): 1367 - 1374.

［76］ Du G, Jiang Z, Diao X, et al. Knowledge extraction algorithm for variances handling of CP using integrated hybrid genetic double multi-group cooperative PSO and DPSO ［J］.

J Med Syst，2012,36(2)：979 - 994.

[77] Du G, Jiang Z, Diao X, et al. Modelling，variation monitoring，analyzing，reasoning for intelligently reconfigurable Clinical Pathway [C]. 2009 IEEE/INFORMS International Conference on Service Operations，Logistics and Informatics. IEEE，2009：85 - 90.

[78] Ye Y，Diao X，Jiang Z，et al. A knowledge-based variance management system for supporting the implementation of clinical pathways [C]. 2009 International Conference on Management and Service Science. IEEE，2009：1 - 4.

[79] Du G, Jiang Z, Diao X, et al. Variances handling method of clinical pathways based on ts fuzzy neural networks with novel hybrid learning algorithm [J]. J Med Syst，2012,36 (3)：1283 - 1300.

第七章

# 家庭医疗资源实时调度优化问题研究：以上海市为例

**导语**

家庭医疗服务模式以上门入户巡诊为特点，其服务质量依赖于合理高效的人员调度安排。现实生活中往往会发生一些突发事件。例如，临时取消医疗服务需求、患者突发急病或医疗设备损坏等。这些突发事件的发生会扰乱已设定好的服务安排计划，产生调度冲突，处理不当则会导致家庭医疗服务时间延迟，患者满意度降低，医患矛盾加重，甚至造成医疗成本的浪费。

家庭医疗的运作管理应该综合考虑突发事件对调度决策的影响，并根据患者的实际需要对实时调度进行优化，减少突发事件对家庭医疗调度操作时的影响，同时确保对患者需求的最快反应速度，保障急诊患者治疗的"黄金时间"。

# 第一节　家庭医疗资源实时调度优化概述

随着社会经济的发展，人们的平均预期寿命也得以延长，但同时中国面临的人口老龄化问题也愈发严重。第六次全国人口普查显示，我国 65 岁及以上的老人已达 1.188 3 亿，占总人口的 8.87％。预计至 2030 年，我国 60 岁及以上的人口比例将进一步增加到 24％。人口老龄化问题的出现和发展，是我国目前医疗压力日益增大的重要原因。和医疗需求现状相比，我国医疗资源的供给不足，关键资源的配置不合理。三甲医院拥有先进的医疗技术和专业的医疗设备，但由于就诊人数的激增，依然难以保障医疗服务质量；而社区服务中心虽然可以提供便捷服务，却鲜有人问津。在传统医疗模式下，"越级"看病情况普遍，患者就诊不但需要医生护士、子女亲属大量的陪同时间，也需要更多的医疗费用，最终导致患者的满意度不断降低。

除此之外，医疗运作涉及众多医疗资源和复杂的管理流程，而我国医疗运作管理效率不高，医疗行业管理水平较低。同时，人口问题产生了一系列环境污染、食品安全等健康问题，导致医疗需求和服务供给难以契合。由于患者通常会选择三甲医院就诊，在不断加剧医院拥挤的同时，自己也无法获得针对性的高效护理服务。我国整体医疗效率降低的原因归于两点：一是三甲医院患者人数超负荷，二是基层医疗机构工作人员减少。因此，缓解养老问题下的医疗服务供需矛盾，需要构建新型医疗模式，通过科学有效的管理方法提高医疗服务水平（陈妍等，2015；杜少甫等，2014）。

目前，我国家庭医疗的发展迅速，很大程度上能够有效地节约医疗资源，减轻患者以及家属各方面的压力和负担，提高社会整体医疗效益。为了解决目前"看病难，看病贵"的问题，在借鉴国外政府家庭养老服务政策的基础上（刘芳，2012），我国政府提出了分级诊疗制度，根据不同疾病的真实情况和紧急程度，鼓励患者前往不同级别的医疗机构进行不同疾病的治疗。同时通过开设上门入户巡诊、社区家庭病床等医疗服务，建立有效的家庭护理与医疗制度，实现基层首诊，提高医疗资源的利用效率（鲍勇等，2012）。虽然国内外学者已经进行了大量有关家庭医疗日常调度方面的研究（Trautsamwieser 和 Hirsch，2011），但是大部分研究成果依然停留在理论阶段，提出政策还没有完全普及；而构建的算法和模型较为理想化，缺少对实际生活中突发事件的考虑，无法做出针对性的应急方案。因此,本章在现实基础上,重点考察家庭医疗下常规的突发事件,力求完善家庭医疗模式,并针对实际情况提出实时、有效的资源调度优化方案,改善人口老龄化带来的医疗问题。

忽略现实生活中的突发事件,一定程度上以往研究构建的模型是理想的。因此结合实际情况,本章以家庭医疗保健调度中的突发事件为重点,改善家庭保健模式,制定实时有效的调度策略,力求解决由人口老龄化带来的医疗问题。本章的结构如下:第二节回顾了相关文献,第三节建立了模型并设计了家庭医疗实时调度问题的算法,第四节分析了实证结果,第五节提出了结论和建议。

本章的贡献如下。

目前,大多数研究都集中在家庭医疗的静态调度上,很少考虑现实生活中的突发事件。与此同时,关于家庭医疗动态调度模型的研究比较少。因此,本章综合考虑突发事件对调度决策的影响,并根据患者的实际需要对实时调度进行优化。本章通过综合考虑响应时间最小化和患者满意度等目标来构建实时调度模型,在优化过程中设计算法以减少突发事件对家庭医疗调度操作时的影响,同时确保对患者需求的最快反应速度,保障急诊患者治疗的黄金时间。

考虑到这个问题属于 NP-Hard 问题,而且精确算法不适合大规模解决方案,因此,我们提出改进遗传算法来解决模型并设计各种局部搜索机制来优化算法。最后,对于实际的操作情况,我们通过比较不同算法的优缺点,进行敏感性分析并验证模型和算法的有效性。

## 第二节　家庭医疗实时调度国内外研究现状

家庭医疗问题的复杂性决定了执行实际调度的难度,而影响调度的因素主要包括了任务周期、任务规模、随机因素、突发事件等。先前的研究主要根据基础调度周期分为单周期调度研究和多周期的调度研究,希望通过对调度模型整体性的研究,优先基于理论对家庭医疗调度问题进行优化。

### 一、单周期调度研究

大多数研究集中于单周期优化问题,将一个工作日定为规划期,通过服务人员的调度和路线的规划对方案进行优化。首先,有人通过调查英国社区护士分配方案、路程时间以及可执行的服务,对家庭医疗服务路线规划和人员调度进行早期研究(Fernandez 等,1974)。在此基础上,通过分配资源和计算近似路程成本,进一步扩展研究工作(Hindle 等,2009)。另外,嵌入"决策-支持"系统(DSS)以优化分配程序(Eveborn 等,2006)。

考虑调度过程中时间优先和同步问题的重要性和复杂性,可以通过 MIP 和算法数值实验,研究多个服务人员需要同时或按顺序访问同一患者的情况(BredströM 和 Rönnqvist, 2008)。通过考虑共享访问和中断节点,发展 MIP 平台模型(Bachouch 等,2011)。为了家庭医疗问题中的时间优先级和任务交错问题,通过设计分支定价算法进行模拟验证(Rasmussen,2012)。通过自适应可变领域搜索和两阶段启发式算法,重新安排任务顺序,直到满足所有时间约束条件(Redjem 等,2016)。

### 1. 基于多目标调度研究

很多研究通过一个加权后的目标函数来表明调度决策的不同目标,针对多目标函数,采用元启发式算法,求解得到一组帕累托最优解。在考虑调度路程成本和服务的便利性基础上,对比多个解决方案,基于个人偏好和利益权衡,得到日常医疗时间表(Braekers 等,2016)。

### 2. 基于服务人员调度方式

大多数问题假定医疗人员是单独调度到患者家中(如步行、汽车、驾车等),考虑了可以附加使用公共交通,通过多元启发式算法得到更好的结果(Hiermann 等,2015)。还有设计禁忌搜索算法,进一步扩展研究服务中断的问题(Rest 等,2012)。另外,在公共交通运输的基础上考虑服务人员短程行驶距离,为家庭医疗运输系统开发了新的模型算法,尽可能减少所需运送车辆的数量(Fikar 等,2016)。

### 3. 基于随机因素

现实生活中的家庭医疗调度过程中包含较多随机信息,可基于随机服务时间研究家庭医疗调度中的随机需求,通过实时护理和加班政策保证医疗服务的连续性,制订相应的解决方案(Lanzarone 和 Matta, 2014)。通过研究医患之间不确定的因素,旨在减少服务人员延迟抵达的成本和相应的惩罚(Yuan 等,2015)。

## 二、多周期调度研究

由于现实中的家庭医疗模式往往包含了更为复杂的多周期、多客户、多服务分配问题,因此需要通过周期内资源的统一规划保证家庭医疗的持续性。最早的学者提出空间决策支持体系(DSS)来辅助家庭医疗服务规划,通过 MIP 优化为期 5 天的护士调度问题(Begur 等,1997)。通过一种基于客户端服务分配的算法来平衡护士的工作量,同时为线性及非线性目标函数开发了 MIP 和禁忌搜索算法,考虑多周期调度问题(Hertz 和 Lahrichi,2009)。

### 1. 多阶段调度问题研究

通过 MIP 方式安排护士到学校访问,将结果与两阶段启发式方法进行比较,以解决大规模问题(Barrera 等,2012)。有人进一步开发两阶段方法,帮助进行约束规划和自适应大领域搜索,以生成中期调度和每周计划这两个阶段性的家庭医疗规划方案(Nickel 等,2012)。同样地,通过调查多期家庭医疗集合问题,比较不同目标生成确切的调度策略,可以平衡医护人员的工作量,以提高医疗资源利用率(Cappanera 和 Scutellá,2013)。

### 2. 基于工作时间规则

通过设计 B&P&C 算法,以 1 周为周期考察规定工作时间和强制性休息,根据实例对该算法的结果进行比较(Trautsamwieser 和 Hirsch,2014)。为了发展 MIP 系统,在一个月内每个护士在遵守休息时间的条件下允许一定量的加班,进一步保障护理的连续性,柔性调节医患之间的冲突问题(Wirnitzer 等,2015)。

### 3. 基于动态信息

在动态的多周期家庭医疗调度中,并非所有信息都能预先知晓,患者服务需求可能在任何时间随机出现。有学者在研究客户端的动态分配问题过程中,通过计算服务到达率的泊松分布,以最小化服务取消和客户端成本为目标,采用马尔可夫决策过程进行系统建模(Koeleman 等,2012)。另外,有学者重点关注护士的分配和护理的连续性,通过建立鲁棒性的约束模型,来调查随机患者需求的影响并导出医疗日程表(Carello 和 Lanzarone,2014)。通过随机 VRP 来确定家庭医疗服务中的最优调度策略,基于随机程序化技术使用两阶段程序,从历史数据得出的随机需求,并显示了所需护士的数量和期望需求之间权衡的帕累托集(Rodriguez 等,2015)。

### 4. 基于资源协调配置的研究

有学者专注于医院的供应链调度问题,在一台机器上定期工作(Fan 和 Lu,2015)。有学者考虑了资源限制和机器限制在外科手术调度中的应用,并进一步发展了医疗资源的作用(Wang、Su 等,2015;Wang、Han 等,2015;Wang、Liu 等,2015)。有学者在合理分配门诊药物的基础上,研究了双重合作模式下的医疗调度问题(Liu 等,2015)。

总之,针对家庭医疗调度问题,先前的文献基于不同调度周期分别进行了研究。较多的文献主要集中于对单周期调度问题的研究,从较为基础的调度模型入手,形成了较为详细的研究成果,在理论上也能验证调度方案的可行性。同时,部分文献也研究了多周期的调度问题及随机因素的影响,考虑了规划周期内的多个目标、多个阶段的情况,能够实际地解决较为复杂的调度问题。

在家庭医疗调度问题中,国内外研究取得了显著的成果,切实考虑了家庭医疗调度中相关的问题,对目前家庭医疗的发展有很大的推动作用。但大部分研究集中在静态调度理论方面,没有结合现实情况,无法应对时刻变化的动态生活;同时,大部分数据模型较为理想化,没有考虑突发因素,也没有经过实践的检验,因而很难解决现实存在的医患矛盾。缺少家庭医疗实时调度研究,以及对调度过程中突发因素的总结和分类,始终难以处理应急情况下调度需求问题,家庭医疗模式也很难适应社会生活的发展。因此,本章基于家庭医疗现实调度问题,归纳总结了执行调度过程中可能产生的突发事件,重点考察了患者取消服务、紧急插入和更改服务时间的突发事件,力求做出有针对性的实时调度方案,保障医疗服务的持续性。

本研究对家庭医疗实时调度的贡献包括以下。

研究家庭医疗与护理突发情况管理和实时调度优化问题,可以提升医疗资源利用效率,合理化资源配置,减少突发情况对家庭医疗模式运作的影响,有效地解决突发事件引起的人员调度冲突问题,尽可能满足患者的实时需求。

我国是人口大国,人口老龄化问题日益严峻,但是家庭医疗的发展却仍处于起步阶段(石光和王才有,2011),而国内外关于家庭医疗调度的研究也有所欠缺。在已有研究中,着眼于家庭医疗突发情况下的实时调度研究很少,缺少迅速响应的调度机制。如有基于患者和服务人员时间窗口的研究调度问题(Shao 等,2012;Wirnitzer 等,2015;Dohn 等,2009),有基于服务时间设计了分支定价算法或启发式算法求解问题(Trautsamwieser 和 Hirsch, 2014;Redjem 和 Marcon, 2016;Yuan 等,2015),还有结合家庭医疗服务设施研究的最佳调度策略(Koeleman 等,2012;Braekers 等,2016);部分研究着眼于多目标、多模式下的调度问题(Hiermann 等,2015),但未能进一步研究随机情况下的调度。本章在以上研究背景下,重点研究并归纳了突发事件所带来的影响,希望能够探讨由突发情况引起的家庭医疗调度问题,扩展家庭医疗模式的相关研究,优化突发情况下医疗资源的调度方案。

# 第三节 家庭医疗资源实时调度模型构建

## 一、家庭医疗调度中常见紧急情况的假设和分类

在进行家庭医疗调度的时候,有许多意想不到的紧急情况会阻碍已经制定的服务计划。因此,我们需要重新调整计划。通过对社区服务中心调度问题的搜索及对紧急情况的统计和分类,我们根据不同的情况设计不同的调度方案。以下是具体分类。

(1)患者取消服务。在执行常规调度时,由于患者的身体状况或其他个人计划安排,可能导致其临时取消既定服务,因此需要改变初始调度路线。

(2)紧急患者插入。在执行既定调度路线时,由于患者疾病的突发性可能导致产生新的需求点,而通常急症患者需要接受更为紧急的医疗救治,因此需要在短时间内分派医疗人员对紧急患者进行救治,以此改变初始调度路线。

(3)患者时间窗修改。在执行既定调度路线时,由于患者个人事务的繁忙可能导致其无法在原定时间窗内接受服务,需要提前或延后接受医疗服务。

(4)医疗人员迟到或早到。除了患者自身,医疗人员在行走路途和医疗服务时都无法保证和预期时间不出现差池,因此调度过程中时间的误差也需要修正调度路线。

(5)医疗设备突发损坏。医疗设备在使用过程中也会发生不可预期的损坏,关键设备的缺失可能导致医疗服务的质量下降甚至当次服务难以进行。

(6)其他意外事件的影响。其他难以预料的复杂情况会导致调度路线不得不进行修改,且通常意外事件在短时间内难以解决,诸如交通、天气、环境等恶劣情况所带来的服务困难,需要其他医疗资源的协同配合。

家庭医疗调度问题可以概括为多旅行商问题,即给定 $n$ 个患者服务需求点,有 $k$ 个医疗人员从服务中心起始点出发(Du 等,2017),每位服务人员访问部分患者后,全部回到初始点。因此,家庭医疗的实时调度需要保证在每个患者能且仅能被医疗人员服务一次的条件下,达到整体响应时间的最小化(Du 等,2019)。

## 二、基本假设

模型有以下基本假设:

（1）每位患者每次仅需要一种类型的服务。

（2）医疗人员的安排可以满足当天的医疗需求。

## 三、参数与变量

$Q$ 为医疗服务网络中涉及的一组物理点，用 $Q=\{0,1,\cdots,n\}$ 表示，其中 0 代表社区服务中心，$\{1,2,\cdots,n\}$ 表示来自患者的一组需求点。其中：

（1）$i$ 表示服务人员的出发节点（调度的上一节点）。

（2）$j$ 表示服务人员的到达节点（调度的目的地）。

（3）$l$ 表示医护人员所提供的医疗服务种类（$l=1,2,\cdots,L$）。

（4）$k$ 表示医护人员（$k=1,2,\cdots,K$）。

模型中包含以下参数：

（1）$c_{ij}$ 表示患者需求点 $i$ 到 $j$ 之间一次服务的路程成本。

（2）$t_{ij}$ 表示患者需求点 $i$ 到 $j$ 之间所需要的时间。

（3）$ET_j$ 表示患者 $i$ 所要求的最早开始服务时间，$LT_j$ 表示患者 $i$ 所能接受的最晚开始时间，两者构成患者对服务的时间窗要求。

（4）$DT_j$ 为患者 $j$ 可接受的服务延迟时间。

（5）$T_{jk}$ 为患者 $j$ 接收服务人员 $k$ 的服务时间。

（6）$\tau_{jk}$ 为服务人员 $k$ 实际访问患者 $j$ 开始服务的时间。

（7）$x_{ijlk}$ 为 0—1 变量，当医疗人员 $k$ 在对医疗服务类型为 $l$ 的患者 $i$ 完成服务后前往患者 $j$ 服务时为 1，其余为 0。

（8）$M$ 表示一个较大的值。

## 四、模型的目标

在满足所有患者需求的情况下，该模型为考虑患者满意度的情况下实现医疗人员调度时间的最小化（$\eta$ 为权重系数）。

$$Z=\min\sum_{i\in V}\sum_{j\in V}\sum_{k\in K}\sum_{l\in L}t_{ij}\cdot x_{ijlk}+\sum_{j\in V\backslash\{0\}}\sum_{k\in K}\sum_{l\in L}T_{jk}\cdot x_{ijlk}-\eta\sum_{j\in V\backslash\{0\}}p(j)$$

在家庭医疗服务人员调度过程中，通常患者都期待较高的服务效率。在患者需求时间窗内服务人员达到越早，当次医疗服务结束越早，患者对服务的满意度越高。因此，可建立患者满意度函数 $p(j)$：

$$p(j)=\frac{LT_j-\tau_{jk}}{LT_j}\quad k\in K,j\in V\backslash\{0\}$$

由于本章的模型主要针对实时调度问题,而实时调度问题更需要一个运算较快、及时响应的模型,因此调度时间的最小化相比于满意度数值更为重要。根据患者历史医疗数据,$\eta$ 分别取 0.2、0.25、0.3 进行多次实验,对比得到 0.2 的目标结果最为科学,因此目标函数中 $\eta$ 取 0.2 最为合适。

## 五、模型的约束条件

(1) 服务人员 $k$ 从服务中心出发,按一定次序走访需求点,并最后返回社区中心:

$$\sum_{j \in V \setminus \{0\}} x_{0jlk} = 1 \quad k \in K, l \in L$$

$$\sum_{j \in V \setminus \{0\}} x_{j0lk} = 1 \quad k \in K, l \in L$$

$$\sum_{i \in V} x_{ijlk} - \sum_{i \in V} x_{jilk} = 0 \quad j \in V \setminus \{0\}, k \in K, l \in L$$

(2) 确保患者在周期内只接受 1 位服务人员的 1 次服务:

$$\sum_{k \in K} \sum_{j \in V} \sum_{l \in L} x_{ijlk} = 1 \quad i \in V \setminus \{0\}$$

(3) 确保模型中不存在子回路:

$$\sum_{i \in V'} \sum_{j \in V'} \sum_{l \in L} \sum_{k \in K} x_{ijlk} \leqslant |V'| - 1 \quad V' \subseteq V \setminus \{0\}$$

(4) 确保服务人员 $k$ 开始服务的时间满足患者时间窗口:

$$ET_j \leqslant \tau_{jk} \quad \forall j \in V \setminus \{0\}, k \in K$$

$$\tau_{jk} \leqslant LT_j + DT_j \quad \forall j \in V \setminus \{0\}, k \in K$$

$$\tau_{ik} + T_{ik} + t_{ij} - \tau_{jk} \leqslant (1 - x_{ijk})M \quad i, j \in V, k \in K$$

(5) 决策变量的约束:

$$x_{ijlk} = \{0, 1\} \quad \forall i, j \in V, k \in K, l \in L$$

## 六、遗传算法设计

家庭医疗调度问题涉及相当多的目标和约束,往往需要通过复杂的算法作长时间的运算。因此,本章重点考虑通过构建遗传算法对目标模型进行优化和求解。

本章按照遗传算法的结构,建立动态更新指令程序,以求加快问题的求解速度,提高算法的运算效率和性能。

本章所构建的算法过程设计如下。

### 1. 个体编码

在设计遗传算法过程中,针对调度问题的特点,引入虚拟符号对染色体进行编码,用来表达医疗人员的返回。假设点 0 代表社区卫生服务中心,即服务人员的起始点;点 1~n 表示需要服务的患者需求点。

### 2. 计算相关数据矩阵

读取文件节点坐标,根据经纬度坐标计算两点之间的距离;读取距离数据,计算距离矩阵;读取时间数据,计算时间矩阵。

### 3. 选择算子

在产生初始种群后,计算适应度值以评估种群内个体的优劣水平。在种群中,删除相同个体,淘汰适应值较差的个体。为避免种群退化,优先选择适应度较高的个体,复制染色体,然后直接遗传到子代中。由于模型的目标是调度时间最小化,考虑使用轮盘赌选择法选择个体,选择搜索后最优解的集合参加交叉操作。

### 4. 交叉变异

交叉方式采用顺序交叉策略。以一定的概率,分别选取父代染色体的第一部分和第二部分进行交叉,交叉完毕后放回相应位置;子代 A 剩余位置的染色体从父代 B 中按顺序重新选取,同理得到子代 B。在变异时,随机选择一定数量个体,互换两个父代染色体位置上的基因,产生新的个体,并按变异概率 $Pm$ 随机多次对换变异算子。

### 5. 实时调度

为了应对突发事件带来的实时变化,建立一个用于应对实时调度问题的指令台。该指令台包含了 e(exit)、r(run)、d(delete)、a(add)四项指令,当有患者突发状况取消服务时,可使用指令 d 取消该组患者数据,对剩余患者进行路线规划;当有患者紧急插入,可使用指令 a 增加患者数据,并进行新的调度规划。

### 6. 使用局部搜索算法进一步提高解决方案的质量

改进的遗传算法可以综合全局搜索特征和局部搜索特征,所以我们构建了基于遗传算法的局部搜索机制,并考虑了局部搜索的优化(Muyldermans 等,2005)。在本地搜索机制中,从初始点到目标节点的路径不被全局考虑,但是从局部节点到邻近节点的状态被认为达到更合理的目标状态。在这种情况下,通过调整局部不合理的规划路径,最终能使解决方案更合理。

　　根据家庭医疗调度路线和常规突发事件的特点,家庭医疗调度路线的优化如下。

　　(1)同一服务计划中的两个服务点:各个服务人员通常通过简单调整局部路线来优化路线。如果在服务人员的初始路线中存在路线 A-B-C-D-E,为了满足患者的时间窗口的要求,服务人员需要来回运作,这将消耗更多的时间。为了优化局部路线,首先,我们考虑两个相邻点之间的顺序调整(图 7-1)。然后,通过相邻需求点的组合来计算不同优化方案下调度目标的时间和成本。最后,交换 $B$ 和 $C$ 以获得更好的路线计划。

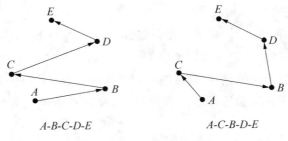

A-B-C-D-E　　　　　　　　　A-C-B-D-E

图 7-1　两个需求点交换

　　(2)同一服务计划中的两个随机需求点:与局部路线 $A$-$B$-$C$-$D$-$E$(图 7-2)一样,即使 $E$ 点远离 $D$ 点,服务人员也需要来回转弯。因此,在满足患者时间窗的基础上,调度优化需要考虑初始路径中不同间距的随机需求点的转换。通过不同的排列和组合,我们计算和比较目标函数,并发现 $B$、$D$ 点的交换可以获得更好的效果。

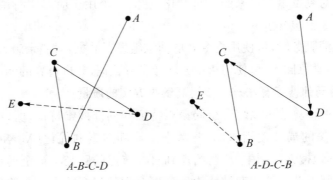

A-B-C-D　　　　　　　　　A-D-C-B

图 7-2　随机需求点交换

（3）同一服务计划中的多个随机需求点：在更复杂的路线图中，交换流程的多个随机需求点也更复杂，并且优化路线将是众多的。如图 7 - 3 所示，服务人员需要从需求点 $A$ 到最终服务点 $E$，然后返回服务中心。随机排列 $B$、$C$、$D$、$E$ 的需求点以获得不同的流程。通过计算和比较结果，$C$-$D$-$E$-$B$ 路线是最优的顺序：服务人员不会有任何弯路，并且在满足所有需求点的同时减少服务的总时间。

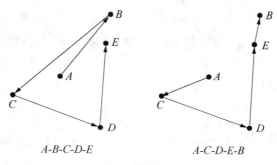

图 7 - 3 多种需求点交换

（4）两个变动随机需求点之间的不同服务点：除了内部调整之外，不同的服务人员在实施既定路线时经常遇到需求点交叉的问题，这导致往返行程和更长的行程时间。为了大幅改善整体路线，我们使用局部搜索进一步考虑服务人员之间的协调。

在局部情况下，两个服务人员的路线为 $A$-$B$-$C$-$D$-$E$ 和 $F$-$G$-$H$-$I$-$J$。由于需求点的分布，该安排使得路线 $I$-$J$ 和 $D$-$E$ 与其他需求点的路线冲突。因此，我们在不合理的需求点进行两条路线的随机交换，重新调整路线，最终交换需求点 $D$ 和 $I$ 以优化目标函数（图 7 - 4）。在这种情况下，两个服务人员的路线可以

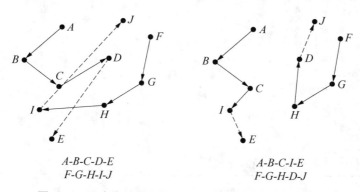

图 7 - 4 两个变动随机需求点不之间的不同服务点交换

大大缩短,这意味着新的调度更加科学合理。

(5) 不同服务路线之间的多个随机需求点:对于调度问题中多个随机需求点的情况,需要考虑更复杂的需求点布置,并比较优化前后的总时间和成本。在测试满足时间窗约束后,我们获得最终的优化方案。图 7-5 中两个服务人员的路线 *A-B-C-D-E* 和 *F-G-H-I-J* 仍有很大的优化空间。通过设置初始和最终固定的服务点集,我们进行多个需求点的随机交换和组合的安排,然后计算和测试结果。通过交换 *C-D* 和 *H-I* 的本地路线,服务人员可以在当地范围内调整多个需求点,并确保调整后的行程时间更短。此时,两条路径同时得到有效优化。

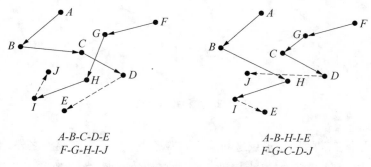

A-B-C-D-E
F-G-H-I-J

A-B-H-I-E
F-G-C-D-J

**图 7-5  不同服务路线之间的多个随机需求点交换**

(6) 局部搜索算法:当初始情况中的上述 5 种情况不合理时,我们可以使用局部搜索算法进行局部路径优化。通过调整需求点,我们可以进一步减少路程距离和服务成本。这是基于以下算法完成的:

Algorithm 1. Local iterative.

---

Input a set of neighborhood structures Ni, i=1,2, …, imax
S=generate initial solution();
Repeat
i=1;
While(i<imax)
S=Shaking(s, Ni)
S=Local search(s)
If C(S)<C(S) S←S i=1;
else
i=i+1;
Until stopping condition are met
Output:The optimized solution

---

在实时调度过程中，需要根据不同的情况选择合适的优化。

当家庭医疗调度问题比较简单时，主要考虑三种内部需求点的交换。根据需求点的分布和初始路线的特点，结合调度和优化预期的难度，可以进一步考虑交换需求点的数量和方式。通过适当交换局部搜索，可以对初始路径进行合理的优化。

当家庭医疗调度问题相对复杂时，我们将重点关注多个服务人员在多个点之间的转换。通过不同需求点的组合，我们使用局部搜索生成不同的调度优化方案，并比较路径的效率，以便选择最合理的调度方案，并在医患冲突下解决更复杂的问题。

### 7. 终止进化条件

遗传算法在经过一定的循环迭代后，需要设置相应的终止进化条件来结束算法的迭代演化。根据家庭医疗调度问题的特点，本章设置了以下两种终止规则：

（1）达到一定的进化代数，本章设置为 3 500 代。

（2）在连续 150 代中最优个体都没有获得新的改进。

## 第四节　家庭医疗资源实时调度实证分析与探讨

本章以闵行区七宝镇社区卫生服务中心为例，在其周边选取了 50 个居民需求点进行实证分析。七宝镇社区卫生服务中心设有家庭医疗的便民工作室，主要向患者提供疾病咨询、医疗导航等服务，针对老年人和慢性病患者提供家庭病床、上门诊疗等服务项目，患者可以根据需求预约相应的服务。

### 一、考虑患者取消服务和紧急患者插入的家庭医疗调度优化问题

基于上述总结的突发事件，本章着重研究患者取消服务以及紧急患者插入此两类最常见的关键突发事件。

#### 1. 生成初始调度方案

假设七宝镇社区服务中心有 3 名家庭医疗服务人员，他们提供常规的体检服务、健康档案服务以及治疗护理服务。

#### 2. 实施调度方案

假设七宝镇社区服务中心分派 3 名家庭医疗服务人员，他们在服务周期内

对 50 位有各自需求的患者分别提供常规检查服务、健康档案服务和治疗护理服务。相关算法的参数设置和具体信息如表 7-1。

表 7-1 模型数据参数

| 参　数 | 数值 |
| --- | --- |
| 常规检查服务时间/h | 0.2 |
| 健康档案服务时间/h | 0.3 |
| 治疗护理服务时间/h | 0.5 |
| 医疗人员行驶速度/(km/h) | 7 |

设置种群规模=500，交叉率 $P_c$=0.5，变异率 $P_m$=0.5，终止运行代数为=3 500。

使用 Eclipse 编写了 Java 程序，在 Windows 7 操作系统上运行，耗时 11.3 秒得到了表 7-2 中的结果。

表 7-2 算例结果

| 目标 | 结　果 |
| --- | --- |
| 最终代数 | 2 600 |
| 最小时间 | 18.7 |
| 目标函数 | 22.5 |
| 1 号路径 | 33-1-21-44-23-47-17-15-14-40-19-2-6-37-4-50-32-39 |
| 2 号路径 | 41-8-22-16-7-43-10-12-11-5-28-34-3-38-42 |
| 3 号路径 | 24-46-45-48-18-36-25-9-49-35-20-27-13-26-30-29-31 |

将表 7-2 的算例结果用路线图可以清晰地表达出来，如图 7-6。

根据表 7-3 的结果，再对医疗人员到达需求点的时刻进行分析，可以发现没有医护人员的到达时间超过患者要求的最晚开始时间。可见模型已经最大限度上保证了人员调度安排符合时间窗约束，有效提升了服务质量和患者满意度，说明结果的可靠性。

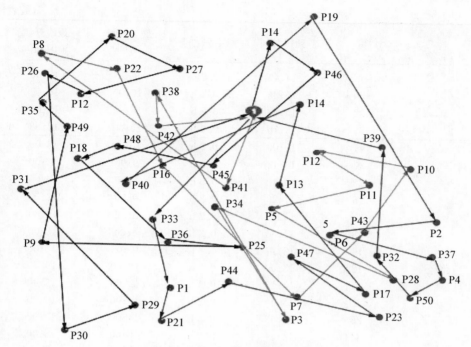

图 7-6　医疗人员详细路线图

表 7-3　医疗人员实际到达时刻和患者要求的时间窗约束

| | 序号 | 到达时间 | 服务时间 | 最早开始时间 | 最晚开始时间 |
|---|---|---|---|---|---|
| | 33 | 9:00 | 0.2 h | 9:00 | 15:00 |
| | 1 | 9:14 | 0.2 h | 8:00 | 11:00 |
| | 21 | 9:28 | 0.3 h | 8:00 | 12:00 |
| | 44 | 9:49 | 0.3 h | 9:00 | 15:00 |
| | 23 | 10:11 | 0.2 h | 9:00 | 12:00 |
| | 47 | 10:26 | 0.2 h | 10:00 | 13:00 |
| 路径 1 | 17 | 10:39 | 0.3 h | 10:00 | 13:00 |
| | 15 | 10:59 | 0.2 h | 8:00 | 11:00 |
| | 14 | 11:34 | 0.5 h | 8:00 | 12:00 |
| | 40 | 12:07 | 0.5 h | 9:00 | 15:00 |
| | 19 | 12:42 | 0.2 h | 12:00 | 15:00 |
| | 2 | 14:00 | 0.2 h | 14:00 | 17:00 |
| | 6 | 14:21 | 0.2 h | 9:00 | 15:00 |
| | 37 | 14:35 | 0.2 h | 13:00 | 16:00 |

（续表）

| | 序号 | 到达时间 | 服务时间 | 最早开始时间 | 最晚开始时间 |
|---|---|---|---|---|---|
| | 4 | 14:49 | 0.2 h | 9:00 | 15:00 |
| | 50 | 15:22 | 0.2 h | 10:00 | 16:00 |
| | 32 | 15:53 | 0.2 h | 15:00 | 18:00 |
| | 39 | 16:10 | 0.3 h | 15:00 | 18:00 |
| | 41 | 10:00 | 0.2 h | 10:00 | 16:00 |
| | 8 | 10:18 | 0.5 h | 9:00 | 12:00 |
| | 22 | 10:49 | 0.5 h | 8:00 | 11:00 |
| | 16 | 11:23 | 0.2 h | 9:00 | 12:00 |
| | 7 | 11:41 | 0.2 h | 10:00 | 16:00 |
| | 43 | 11:56 | 0.3 h | 8:00 | 12:00 |
| | 10 | 12:17 | 0.3 h | 10:00 | 14:00 |
| 路径 2 | 12 | 13:00 | 0.2 h | 13:00 | 16:00 |
| | 11 | 13:13 | 0.5 h | 12:00 | 15:00 |
| | 5 | 13:49 | 0.2 h | 10:00 | 16:00 |
| | 28 | 14:03 | 0.3 h | 14:00 | 17:00 |
| | 34 | 14:37 | 0.2 h | 10:00 | 15:00 |
| | 3 | 15:00 | 0.3 h | 15:00 | 18:00 |
| | 38 | 15:25 | 0.2 h | 14:00 | 17:00 |
| | 42 | 15:42 | 0.2 h | 13:00 | 17:00 |
| | 24 | 10:00 | 0.2 h | 10:00 | 13:00 |
| | 46 | 10:13 | 0.2 h | 9:00 | 12:00 |
| | 45 | 10:34 | 0.2 h | 8:00 | 11:00 |
| | 48 | 10:56 | 0.5 h | 10:00 | 14:00 |
| | 18 | 11:28 | 0.2 h | 10:00 | 14:00 |
| | 36 | 11:43 | 0.5 h | 8:00 | 12:00 |
| | 25 | 12:16 | 0.2 h | 10:00 | 14:00 |
| | 9 | 12:34 | 0.3 h | 10:00 | 13:00 |
| 路径 3 | 49 | 12:55 | 0.2 h | 12:00 | 15:00 |
| | 35 | 13:27 | 0.2 h | 13:00 | 17:00 |
| | 20 | 13:41 | 0.2 h | 13:00 | 17:00 |
| | 27 | 14:13 | 0.5 h | 10:00 | 13:00 |
| | 13 | 14:45 | 0.2 h | 13:00 | 17:00 |
| | 26 | 14:58 | 0.2 h | 12:00 | 15:00 |
| | 30 | 15:19 | 0.2 h | 13:00 | 16:00 |
| | 29 | 15:32 | 0.2 h | 15:00 | 18:00 |
| | 31 | 15:50 | 0.2 h | 14:00 | 17:00 |

### 3. 有紧急患者插入的突发事件管理

假设初始调度发生以后，在 10 点收到了紧急需求，即患者 51 紧急插入，患者的经纬度坐标和相关服务需求时间见表 7-4。

表 7-4　紧急患者经纬度坐标和服务需求时间

| 经度 | 纬度 | 服务持续时间 | 最早开始时间 | 最晚开始时间 |
|---|---|---|---|---|
| 121.364 770 9 | 31.155 228 07 | 0.5 h | 10 | 11 |

从初始调度方案中可知，10 点前已经完成了对患者 33、1、21、44、41、24 的服务。因此，在除去已经完成服务的节点后进行重新编排，并对 10 点以后剩余未服务的患者和新加的紧急患者进行重调度，计算结果见表 7-5。经过重新编号的患者为 1～45，紧急患者 45 号服务时间为 10 点 39 分，重调度优化时间为 12.88 秒。

表 7-5　重调度算例结果

| 目　标 | 结　　果 |
|---|---|
| 最终代数 | 2 529 |
| 最小时间 | 19.34 |
| 目标函数 | 22.34 |
| 1 号路径 | 42-20-15-17-8-32-41-5-44-4-25-26-28-27 |
| 2 号路径 | 22-39-14-38-3-36-11-9-1-18-34-43-31-12-30-2 |
| 3 号路径 | 16-21-45-13-40-7-23-19-24-10-35-33-29-6-37 |

### 4. 有患者临时取消服务的突发事件管理

假设初始调度发生以后，在 10 点 30 分 39 号患者取消了服务，患者的经纬度坐标和相关服务需求时间见表 7-6。

表 7-6　取消服务的患者经纬度坐标和服务需求时间

| 经度 | 纬度 | 服务持续时间 | 最早开始时间 | 最晚开始时间 |
|---|---|---|---|---|
| 121.437 699 | 31.261 853 | 0.5 h | 8 | 11 |

从初始调度方案中可知，10 点 30 分之前已经完成了对患者 42、22、16 的服

务,并且 39 号患者已经取消了服务。因此,在除去上述节点后进行重新编排,对 10 点 30 分以后剩余还需服务的患者进行重调度,计算结果见表 7-7。经过重新编号的患者为 1~41,重调度优化时间为 11.67 秒。

表 7-7 重调度算例结果

| 目标 | 结 果 |
| --- | --- |
| 最终代数 | 2 226 |
| 最小时间 | 19.68 |
| 目标函数 | 22.15 |
| 1 号路径 | 27 - 29 - 13 - 12 - 36 - 16 - 5 - 22 - 26 - 30 - 32 |
| 2 号路径 | 41 - 35 - 6 - 37 - 19 - 40 - 3 - 9 - 10 - 34 - 11 - 20 - 31 - 1 |
| 3 号路径 | 38 - 7 - 18 - 14 - 8 - 15 - 39 - 28 - 17 - 21 - 33 - 2 - 4 - 23 - 24 - 25 |

### 5. 发生突发事件以后的调度方案优化

根据上述表 7-6 和表 7-7 的重调度结果,做出相应的调度优化路线图,如图 7-7。

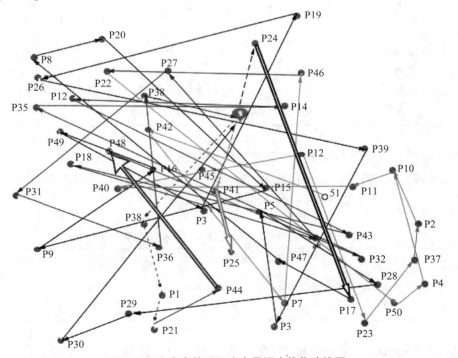

图 7-7 突发事件下医疗人员调度优化路线图

其中虚线箭头为初始调度路线中存在的无须修改的调度路径；双实线箭头为出现紧急患者插入时做出的优化路径，空心圆点即为紧急患者51，能够做到在紧急时间窗内达到紧急患者需求点；单实线箭头为剩余患者的调度优化路径，用来继续完成当前周期内所有患者的医疗服务。

根据患者时间窗和服务时间的调度优化结果如图7－8所示，两条红线处为两次突发事件。综合参考上文中的图表，相比初始调度方案，由于突发事件的影响，调度路线需要重新规划，医疗人员会花费更多时间在行程中，因而其调度总时间会略有延长，部分患者的满意度也会因为服务时间的延迟降低。

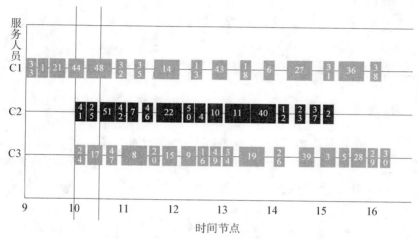

图7－8　突发事件下基于患者时间窗的调度优化图

虽然无法完全消除突发事件对调度路线的影响，但是优化路线的重调度运算时间差别不大，出现突发事件以后本章的模型和算法依旧可以做到迅速响应，形成新的实时调度优化方案，也满足了研究该问题的初衷。

## 二、不同规模下家庭医疗调度方案的对比

不同规模的城市和城镇医疗压力大不相同，同时医疗资源储备和医疗人员的技能也决定了调度的困难度。因此，本章在研究常规规模下的家庭医疗调度问题基础上，进一步扩大了患者需求点范围，同时分派更多服务人员进行上门服务，投入更多的医疗资源以满足患者的需求。

依然以七宝镇社区服务中心为例，增加周边居民需求点数量，分派5名家庭医疗服务人员，他们在服务周期内对80位有各自需求的患者同时提供常规检查

服务、护理服务和健康档案服务三类医疗服务。运算时间为 18.8 秒,运算结果如表 7-8 所示。

表 7-8    大规模调度算例结果

| 目标 | 结 果 |
| --- | --- |
| 最终代数 | 3 000 |
| 最小时间 | 31.25 |
| 目标函数 | 38.60 |
| 1 号路径 | 46 - 22 - 15 - 1 - 10 - 24 - 60 - 54 - 9 - 76 - 75 - 55 - 77 - 38 - 61 - 37 - 5 - 39 - 12 - 79 |
| 2 号路径 | 40 - 65 - 50 - 14 - 51 - 66 - 69 - 11 - 68 - 13 - 70 - 28 - 7 - 41 - 32 |
| 3 号路径 | 34 - 45 - 44 - 71 - 74 - 73 - 43 - 4 - 53 - 6 - 58 - 64 - 57 - 2 - 19 - 56 |
| 4 号路径 | 17 - 47 - 25 - 67 - 59 - 16 - 8 - 62 - 18 - 49 - 26 - 42 - 80 |
| 5 号路径 | 23 - 36 - 21 - 52 - 72 - 48 - 63 - 20 - 27 - 33 - 31 - 35 - 3 - 29 - 30 - 78 |

为了得到更加精准的结论,在此基础上,分别设置 3 名、4 名、5 名服务人员,依次模拟他们对 30、40、50、60、70、80 个患者需求点服务的情况,进行多次运算取平均值,不同规模下调度路线的运算时间如图 7-9 所示。

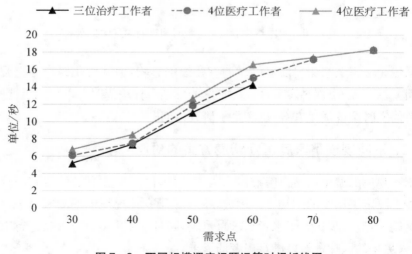

图 7-9   不同规模调度问题运算时间折线图

根据图7-9的结果，可以发现在使用本章的模型和算法进行求解家庭医疗调度问题时，运算时间整体较快，就趋势而言规模越大的调度问题运算耗时越高。当需求点数量一定时，分派更多的医疗人员进行调度，调度时间整体更长，但是差别很小，通常仅相差1～2秒；当分派人员一定时，整体运算时间随着需求点个数的增加而增长。因此，本章的模型在遇到较为复杂的大规模调度问题时，需要更长的运算时间。基于运行时间和模型的可行性，我们研究了不同需求点规模的调度问题的成本差异。假设行驶成本为2元/千米，我们反复进行操作以获得不同需求点下的平均时间和调度成本。

如图7-10所示，在本研究中使用所提出的模型和算法，在解决家庭医疗调度问题的过程中，当需求点的规模较大时，调度的总成本会更高。

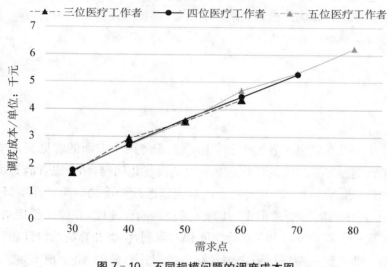

**图7-10　不同规模问题的调度成本图**

本研究使用了遗传算法。当需求点的数量是确定的并且任务的数量是恒定的时，调度的总成本与不同数量的医务人员没有明显的差异。当分配人员不变时，需求点的增加将导致医务人员的工作量增加，随着需求点的增加，调度的总成本将显著增加。

总的来说，时间和总成本会随着患者需求点数量的增加而增加。尤其随着需求点增速加快，总成本会增加得更快。当有3名医护人员时，可接受最大的客户服务点数为60。当需求点数超过60时，仅有3名医护人员无法满足患者的所有需求。当有4名医护人员时，可接受最大的客户服务点数为70。如果医护人员的数量增加到 5,可接受最大的客户服务点数可以增加到 80 人。因此,随着医护人员数量的增加,可接受的患者人数将增加。在本研究的基础上,该算法的有效性可以通过 100、200、300、400 和 500 等较大的需求点来验证。

同时,随着调度问题规模的增大、服务人员的增加,每位医疗人员的工作量往往不够平衡。例如,5 名医疗人员中部分人员路径距离差别很大,如服务人员 1 号和 4 号之间的工作安排相差 8 名患者,工作时间也相差 3 个多小时。因此,采用本章的模型和算法求解家庭医疗调度问题时,无法尽可能平衡服务人员的工作量,也无法保证每位人员得到相应的休息时间,可能导致工作效率不高及医疗人员满意度的下降。

虽然趋势如此,但部分规模下的运算时间与趋势会略微不同,而不同规模的调度问题总体上 20 秒内即可形成调度方案。因此,无论规模大小和数据多少,采用本章的模型和算法进行相关问题的求解,都能保证极短的响应时间,在处理现实问题时能够取得有效的成果。

# 本章小结

本章主要针对紧急患者插入和临时取消服务两个方面的常见突发事件,重点研究了该类突发事件下的医疗人员实时调度优化问题,结合患者满意度,以调度时间的最小化为目标,减少突发事件对家庭医疗调度的影响。在本研究提出的模型中,调度时间已经最小化,以确保最快的响应速度,并保证急症患者的黄金治疗时间。受理论基础和相关数学知识的限制,模型和算法的设计相对简单,仍需要对一些关键模型进行更详细和深入的讨论。此外,由于现实生活中有太多类型的突发事件,很难全面包括所有类型,也难以完全平衡医务人员的工作量,使患者和医生达到更高程度的契合。

本章提出的模型和算法具有一定的通用性。所提出的模型不仅考虑了许多实际约束,而且还将响应时间设置为以患者需求和患者满意度为目标。其他社区的实时调度问题也可以通过使用所提出的模型来解决,只有在根据实际需要修改某些约束时才能解决。在患者需求点的中等规模下,设计的算法可以在 20 秒内获得计算结果。在进一步优化模型和算法的基础上,期望它们可以在其他社区中得到推广和实施。总之,本章所提出的实时调度模型和优化算法适用于各种情况。

在今后的研究中，还需要进一步考虑突发事件下多个调度目标之间冲突的情况，不断调整动态调度的模型和算法，从而更能贴近社会和生活。同时，在满足患者时间窗约束的条件下的调度决策中，还可以进一步考虑调度人员的休息时间，并尽可能平衡医护人员之间的工作量，在实际的需求情况下使用集成数学规划和机器学习算法，提出让医疗人员和患者都较为满意的调度方案（Du 等，2012）。

## 参考文献

［1］陈妍，周文慧，华中生，等. 面向延时敏感患者的转诊系统定价与能力规划［J］. 管理科学学报，2015，18(4)：73-83.

［2］杜少甫，谢金贵，刘作仪. 医疗运作管理：新兴研究热点及其进展［J］. 管理科学学报，2013，16(8)：1-19.

［3］刘芳. 国外政府居家养老医疗服务政策与经验借鉴［J］. 经济研究导刊，2012，29：63-64.

［4］鲍勇，杜学礼，梁颖. 基于家庭医生制度的上海市居民社区首诊服务现况及因素分析［J］. 中华全科医学，2012，10(4)：499.

［5］Trautsamwieser A，Hirsch P. Optimization of daily scheduling for home health care services［J］. J Appl Oper Res，2011，3(3)：124-136.

［6］Fernandez A，Gregory G，Hindle A，et al. A model for community nursing in a rural county［J］. Oper Res Q，1974，25(2)：231-239.

［7］Hindle T，Hindle G，Spollen M. Travel-related costs of population dispersion in the provision of domiciliary care to the elderly：a case study in English local authorities［J］. Health Serv Manage Res，2009，22(1)：27-32.

［8］Eveborn P，Flisberg P，Rönnqvist M. Laps care-an operational system for staff planning of home care［J］. Eur J Oper Res，2006，171(3)：962-976.

［9］Bredström D，Rönnqvist M. Combined vehicle routing and scheduling with temporal precedence and synchronization constraints［J］. Eur J Oper Res，2008，191(1)：19-31.

［10］Bachouch R B，Guinet A，Hajri-Gabouj S. A decision-making tool for home health care nurses' planning［J］. Supply Chain Forum，2011，12(1)：14-20.

［11］Rasmussen M S，Justesen T，Dohn A，et al. The home care crew scheduling problem：Preference-based visit clustering and temporal dependencies［J］. Eur J Oper Res，2012，219(3)：598-610.

［12］Redjem R，Marcon E. Operations management in the home care services：a heuristic for the caregivers' routing problem［J］. Flex Serv Manuf J，2016，28：280-303

［13］Braekers K，Hartl R F，Parragh S N，et al. A bi-objective home care scheduling problem：Analyzing the trade-off between costs and client inconvenience［J］. Eur J

Oper Res, 2016,248(2): 428 - 443.

[14] Hiermann G, Prandtstetter M, Rendl A, et al. Metaheuristics for solving a multimodal home-healthcare scheduling problem [J]. Cent Eur J Oper Res, 2015,23(1): 89 - 113.

[15] Rest K D, Trautsamwieser A, Hirsch P. Trends and risks in home health care [J]. J Humanit Logist Supply Chain Manag, 2012,2(1): 34 - 53.

[16] Fikar C, Juan A, Martinez E, et al. A discrete-event driven metaheuristic for dynamic home service routing with synchronised trip sharing [J]. Eur J Ind Eng, 2016,10(3): 323 - 340.

[17] Lanzarone E, Matta A. Robust nurse-to-patient assignment in home care services to minimize overtimes under continuity of care [J]. Oper Res Health Care, 2014,3(2): 48 - 58.

[18] Yuan B, Liu R, Jiang Z. A branch-and-price algorithm for the home health care scheduling and routing problem with stochastic service times and skill re-quirements [J]. Int J Prod Res, 2015,53(24): 7450 - 7464.

[19] Begur S V, Miller D M, Weaver J R. An integrated spatial DSS for scheduling and routing home-health-care nurses [J]. Interfaces, 1997,27(4): 35 - 48.

[20] Hertz A, Lahrichi N. A patient assignment algorithm for home care services [J]. J Oper Res Soc, 2009,60(4): 481 - 495.

[21] Barrera D, Velasco N, Amaya C A. A network-based approach to the multiactivity combined timetabling and crew scheduling problem: workforce scheduling for public health policy implementation [J]. Comput Ind Eng, 2012,63(4): 802 - 812.

[22] Nickel S, Schröder M, Steeg J. Mid-term and short-term planning support for home health care services [J]. Eur J Oper Res, 2012,219(3): 574 - 587.

[23] Cappanera P, Scutellá MG. Home care optimization: impact of pattern generation policies on scheduling and routing decisions [J]. Electron Notes Discrete Math, 2013, 41: 53 - 60.

[24] Trautsamwieser A, Hirsch P. A branch-price-and-cut approach for solving the medium-term home health care planning problem [J]. Networks, 2014,64(3): 143 - 159.

[25] Wirnitzer J, Heckmann I, Meyer A, et al. Patient-based nurse rostering in home care [J]. Oper Res Health Care, 2015,8: 91 - 102.

[26] Koeleman P, Bhulai S, van Meersbergen M. Optimal patient and personnel scheduling policies for care-at-home service facilities [J]. Eur J Oper Res, 2012,219(3): 557 - 563.

[27] Carello G, Lanzarone E. A cardinality-constrained robust model for the as-signment problem in home care services [J]. Eur J Oper Res, 2014,236(2): 748 - 762.

[28] Rodriguez C, Garaix T, Xie X, et al. Staff dimensioning in homecare services with uncertain demands [J]. Int J Prod, 2015,53(24): 7396 - 7410.

［29］ Fan J, Lu X. Supply chain scheduling problem in the hospital with periodic working time on a single machine ［J］. J Comb Optim, 2015,30(4)：892 - 905.

［30］ Wang S, Su H, Wan G. Resource-constrained machine scheduling with machine eligibility restriction and its applications to surgical operations scheduling ［J］. J Comb Optim, 2015,30(4)：982 - 995.

［31］ Wang B, Han X, Zhang X, et al. Predictive-reactive scheduling for single surgical suite subject to random emergency surgery ［J］. J Comb Optim, 2015,30(4)：949 - 966.

［32］ Wang D, Liu F, Yin Y, et al. Prioritized surgery scheduling in face of surgeon tiredness and fixed off-duty period ［J］. J Comb Optim, 2015,30(4)：967 - 981.

［33］ Liu L, Tang G, Fan B, et al. Two-person cooperative games on scheduling problems in outpatient pharmacy dispensing process ［J］. J Comb Optim, 2015,30(4)：938 - 948.

［34］ 石光,王才有. 中美医疗卫生体制改革论坛综述［J］. 中国卫生政策研究,2011,(6)：61 - 66.

［35］ Shao Y, Bard JF, Jarrah AI. The therapist routing and scheduling problem ［J］. IIE Trans, 2012,44(10)：868 - 893.

［36］ Akjiratikarl C, Yenradee P, Drake P R. PSO-based algorithm for home care worker scheduling in the UK ［J］. Comput Ind Eng, 2007,53(4)：559 - 583.

［37］ Dohn A, Kolind E, Clausen J. The manpower allocation problem with time windows and job-teaming constraints: a branch-and-price approach ［J］. Comput Oper Res, 2009,36(4)：1145 - 1157.

［38］ Redjem R, Marcon E. Operations management in the home care services: A heuristic for the caregivers' routing problem ［J］. Flex Serv Manuf J, 2016,28,280 - 303.

［39］ Braekers K, Hartl R F, Parragh S N, et al. A bi-objective home care scheduling problem: Analyzing the trade-off between costs and client inconvenience ［J］. Eur J Oper Res, 2016,248,428 - 443.

［40］ Du G, Liang X, Sun C. Scheduling optimization of home health care service considering patients' priorities and time windows ［J］. Sustainability, 2017,9(2)：253.

［41］ Du G, Zheng L, Ouyang X. Real-time scheduling optimization considering the unexpected events in home health care ［J］. J Comb Optim, 2019,37(1)：196 - 220.

［42］ Muyldermans L, Beullens P, Cattrysse D, et al. Exploring variants of 2-opt and 3-opt for the general routing problem ［J］. Oper Res, 2005,53(6)：982 - 995.

［43］ Du G, Jiang Z, Diao X, et al. Knowledge extraction algorithm for variances handling of CP using integrated hybrid genetic double multi-group cooperative PSO and DPSO ［J］. J Med Syst, 2012,36(2)：979 - 994.

［44］ Du G, Jiang Z, Diao X, et al. Variances handling method of clinical pathways based on ts fuzzy neural networks with novel hybrid learning algorithm ［J］. J Med Syst, 2012,36 (3)：1283 - 1300.

# 第八章
# 家庭医疗服务实施对策建议

**导语**

　　"看病难"和"看病贵"是目前压在居民身上的两座大山,与日俱增的医疗需求催生出了家庭医疗服务这一新型移动式医疗模式。家庭医疗服务在上海经历了十几年的发展已初具规模,通过建立有效的家庭医疗与护理制度,对实现基层首诊和弱化人口老龄化带来的养老问题具有重要意义,能够提高医疗资源的利用效率,也有利于缓解当前繁重的医疗压力。

　　然而,家庭医疗运作涉及众多医疗资源和复杂的管理流程,我国家庭医疗运作管理效率不高,管理水平较低的情况逐渐显现,无论是服务的定价,还是资源的配置和调度等方面都需要大力改进。如何发挥政府的主导作用,促进医院和第三方机构的合作,扭转居民仍以传统就医方式为主的局面是一个亟须解决的问题。

# 第一节　家庭医疗差异化定价对策建议

经调查,受访者基本达成一致:从事家庭医疗的医生应该获得更高的收入,部分居民患者愿意支付比医院更高的费用,同时大多数居民希望政府可以出台相关补助政策,以医疗保险的形式或者以医生外出出诊费用补贴的形式,减轻医患双方的医疗负担。在家庭医疗政策推广的过程中,医院、政府、社区卫生中心和医疗保险机构具有关键作用。

## 1. 政府加大支持,完善定价制度

首先政府方面要加大政策与财政支持力度,明确自身的责任,面对当前国内的医疗环境,一方面,要进行一系列政策和财务方面的支持,出台惠民政策,对家庭医疗服务进行补贴,以减轻民众的医疗负担;另一方面,要对从事家庭医疗服务的医务人员进行一定的激励,增加医疗人员的积极性;同时也要监督家庭医疗行业价格的制定。调查结果显示,大部分居民对家庭医疗服务采取支持态度,但不同经济水平的家庭其意愿接受的价格有所差异。面对当下事实,政府及相关机构要积极进行调查试验,参考当下的医疗报销比例,将其调控在合理的范围内,甚至可推出差异化的报销政策,对于家庭收入低的家庭给予更多的优惠与帮助。

其次,政府要鼓励医疗机构进行定价成本调研,合理配置资源。医疗单位要根据国家的政策方针,为基层医疗机构倾斜更多的力量支持,保证医疗软件与硬件的配备,从而提高居民对医疗服务的信任感。家庭医疗的"医生到家"模式一定程度上会造成医疗资源机会成本的浪费,因此针对中国属于人口大国这一国情特征,在现有医疗条件、医疗资源和居民状况的条件下,可以参考上海市医疗服务定价程序,结合家庭医疗的特征,着重考虑家庭医生的时间成本和机会成本,参考其他种类的医疗服务价格,做好移动式医疗服务价格的合理匹配,既做到居民能够接受,又保证相关医护人员满意。

最后,政府应鼓励保险机构介入,为家庭医疗提供补贴。医疗保险是发展家庭医疗的重要手段之一,保险机构要根据国内医疗的实际情况,根据现有的医疗保险报销制度,与政府和医疗单位合作,推出价格合理又确实有益于居民生活的商业家庭医疗保险品种,有效减轻患者的经济负担以及政府的财政压力。现如今在上海各区已经存在一些家庭医疗试点以及民营的专业家庭医疗服务机构,相关部门也在不停地完善与摸索中,相信不久之后家庭医疗在中国会迈出突破性的一步。保险业的发展将代表着一个国家经济整体水平的上升,将医疗保险纳入居家医疗定价模式的考虑范畴可为家庭医疗的定价发展提供一种新的思路。一方面,商业医疗保险的介入可以有效减轻患者的经济负担以及政府的支持压力;另一方面,涉足家庭医疗领域有利于促进保险行业拓宽发展方向。与家庭医疗配套产生的新的保险品种在一定程度上可以填补中国保险市场的空白。在国外,成熟的家庭医疗服务模式都离不开医疗保险的参与。

综上,家庭医疗的定价决策不能照搬照抄传统医疗服务的定价模式,而应综合考虑政府、保险机构、医疗机构、家庭医生和患者五方的经济状况,在考虑市场约束条件的同时,综合分析定价标准与方式。

**2. 采取分级分类式服务,差异化定价**

受家庭经济情况的影响,不同类别的居民对家庭医疗的支付意愿存在很大的差异,对不同收入类别的居民进行分类研究后,可以准确把握居民意愿,从而为政府、医疗单位和保险机构的进一步决策提供理论依据。针对相对贫困的家庭,政府要进行一系列优惠政策和财务方面的支持,出台惠民方针,进行医保支持,对家庭医疗服务进行补贴,对于特定的居民或者家庭甚至可以降低价格标准,以减轻民众的家庭负担,推动家庭医疗服务在中国的普及。同时政府也要做好中间沟通者的角色,联合医疗单位和商业保险机构采取措施,提高双方的接受度,将价格调控在合理的范围内。针对家庭经济情况较好的居民,可以通过为其提供高品质、高便利的家庭医疗定制化服务,配备专属的、实力强劲的家庭医生等措施,提高居民对家庭医疗服务的满意度,进而提高其支付意愿。为此,医疗单位要做好内部医生的沟通工作,出台合理的上门出诊的预约机制,对进行上门服务的医生提供多方面的激励,以满足居民的需要,聚焦患者的需求,大力开展基层医疗,减少大型三甲医院人满为患的现象。

家庭医疗医护人员和病患之存在的利益不平衡使家庭医疗服务定价难以达到统一。对此,澳大利亚的家庭医疗模式采取分级式服务,随着服务级别的提高,服务价格相应增加,病患可根据不同程度的需求选择不同级别的服务。我国的家庭医疗定价也可以参考该模式。一方面,可以根据医护人员的职称分级,级别越高的医护人员开展家庭医疗的机会成本越高,为加大力度鼓励医院专家利用业余时间进行上门家庭医疗服务,应由政府出台政策,按服务次数、服务总时间及病患评价等给予相关医护人员阶梯式的薪酬补贴,由此激发其提供家庭医疗服务的热情。另一方面,按照人群不同需求,对居民进行分类。居民对家庭医疗的需求程度随着年龄的增长而逐渐增加,身患慢性病的概率也逐渐增大。根据最新的慢性病患病情况调查结果,患病率居前几位的有高血压、心脏病、糖尿病、关节炎、非关节炎引起的慢性疼痛。这类常见病的家庭诊疗通常是定期且常规的,因而必须做到定价合理,才能为广大中老年患者及其家属接受。此外,针对处于肿瘤晚期等患重症病的人群,家庭医疗可拓展至临终关怀服务。

对于差异化定价产生的差异化服务,具体分类见表8-1。

表8-1　差异化服务分类表

| 人群 | 服务内容 |
|---|---|
| 老年人 | 为老年患者建立医疗档案,进行定期探访、上门诊疗等基础医疗卫生服务。主要包括:①常见病和慢性病诊疗、中医保健、免疫接种、健康教育、病历管理等基本服务。②健康知识宣教和普及、合理饮食指导、健康体检和疾病筛查等健康管理服务。③对老年人健康状况与实际需求进行细分式管制,标记弱势人群与重点人群,优先提供以指导为核心的服务 |
| 40～50岁 | 针对易出现的疾病如高血压、高血糖、高血脂等进行重点护理。平时主要进行健康宣传、档案建立、提供定期体检、突发疾病救护等 |
| 儿童 | 针对儿童常见疾病进行护理医疗,提供定时体检、疫苗接种等服务 |
| 妇女 | 对妇女疾病进行防治,平时进行宣传教育,建立健康档案,定期上门访查、提供定时体检等服务 |
| 慢性病患者 | 慢性病是不构成传染、长期形成的有害疾病的总称,难以根治,耗费大量时间和经济成本。家庭医疗服务可根据患者需求提供包括糖尿病、高脂血症、心脑血管疾病、消化性疾病等慢性病的防治工作 |
| 临终关怀 | 以临终患者为主体对象,以家庭为服务单位,囊括身体与心灵关怀,缓解患者焦虑心绪,减少身体上的痛苦;同时关注病患家属,敦促其尽早平稳心态,在悉心照料病患同时也提高他们的生活质量<br>护理内容:心理护理、基础护理(环境、饮食、皮肤护理)、家庭护理 |

另外,根据各个医疗机构规模的不同,所持有的服务设备也大不相同。根据器械的不一,可分化的服务见表8-2。

表8-2　家庭医疗服务细分

| 内科 | 脉搏、心肺、胸腹、肝脾部视触叩听、营养发育情况等 |
|---|---|
| 外科 | 四肢脊柱、肛指检查、甲状腺、女性乳房、淋巴皮肤等 |
| 眼科 | 眼底、裂隙灯 |
| 耳鼻喉科 | 扁桃体、咽、耳、鼻疾病 |

(续表)

| 心电图检查 | 全自动 12 导联 |
|---|---|
| 彩超检查 | 甲状腺、肝胆胰脾肾、盆腔（女性子宫附件/男性膀胱、前列腺） |
| X 线检查 | 胸部正位片 |
| 其他 | 尿常规、血常规、空腹血糖、血压、粪便常规、肾功能、肝功能等 |

随着服务难度的提升，价格也应该相应地有所提高。总之，家庭医疗服务作为医院的一种延伸，要想满足不同人群的需求，采取差异化定价和差异化服务很有必要。在推行这种"差异化"的同时，需要政府的大力支持和财政方面的补贴。同时，也要争取引入社会资本，充分发挥其作用。

# 第二节　家庭医疗资源配置对策建议

## 1. 引入民营资本

受到国家财政对医疗卫生服务事业投入资金不足的限制，公立医院的发展受到很大限制，医疗资源紧缺，患者满意度不高。引入民营资本，可以缓解公立医院资金紧张、补助有限等缺点，发挥其人才、医疗设备数量与质量的优势，进一步开展家庭医疗服务。

鼓励民营资本进入医疗卫生服务事业，可以使医院免于资金受困，发挥其运行机制灵活、高效率内部治理、自主定价、符合市场规律的优势，从而助力家庭医疗的发展改革。借鉴我国资本进入养老院的方式，民营资本进入家庭医疗服务的方式主要是政府主导，鼓励并扶持民间资本直接进入家庭医疗服务领域，具体可以表现为以下几个方面。

（1）完善相关政策，使得家庭医疗服务的相关职能和配套体系建立，使得民营资本能够进入家庭医疗服务业。

（2）倡导家庭医疗服务民营化，民营资本兴办养老机构，同时对于家庭医疗服务机构审批权能下放，实施属地化规划，提高民营资本进入家庭医疗的速度和效率。

（3）对家庭医疗服务所需要的土地和建筑，提供优惠政策与绿色通道。

（4）对民营资本注入建立的民营医院和家庭医疗服务机构实施税收优惠政策、土地建筑物审批高效和优惠政策及支持鼓励政策。进一步加大民营企业创建家庭医疗服务机构在前期基础设施建设、租赁场所费或土地使用权租赁等方面的资金扶持力度,减轻家庭医疗服务机构负担,以此促进家庭医疗服务业的快速发展。

　　家庭医疗服务的发展需要政府资金和民营资本两种力量的支持。政府政策起主导作用,允许民营资本自由竞争进入家庭医疗服务。政府同样可以对项目进行公开、公平的招标,使得民营资本自由竞争进入家庭医疗服务。同样可以采取公办民营、民办公助、政策扶持等方式鼓励民营资本进入家庭医疗服务领域。

　　**2. 完善家庭医疗服务人才培养制度**

　　由于我国缺乏家庭医生首诊制度,对全科医生的培养也未得到发展和重视,这使得家庭医疗的发展遇到了"瓶颈"。针对家庭医疗医护人员的培养,要从在职轮岗培训逐渐过渡到以"培养全科医生"为重点,要通过加强基础培训,传授新知识、新技能,强化临床决策能力、转诊意见能力以及家庭医疗服务管理能力,使家庭医疗能够做到真正往全科方向发展,以满足居民的需求,提高居民对家庭医疗的信任度。

　　家庭医疗在医护人员方面面临的最严峻的问题就是医生的流动率高、缺口大。家庭医疗服务主要依托于社区卫生服务中心等基层医疗部门,我国近几年逐渐加强了对基层医疗的重视,然而基层医生待遇低、发展空间有限的问题并未得到有效解决,造成有能力的医生不愿意留在基层、基层缺乏高水平医生的尴尬局面。对此,可加强基层医疗与高等医学院校的合作,根据本市基层医疗特点和基层医生的教育需求,"以工作经历转化为学分"的方式鼓励高等医学院校学子参与家庭医疗服务。此外,可以采取定向培养的方式,培养专门从事家庭医疗服务的储备人才。通过具有吸引力的政策引导学生向基层下沉,按照名额、指标等由学校和学生本人签订定向培养协议,毕业后服从学校分配,担任家庭医生或者社区医生。同时,要真正留住基层医生,还应从根本上加强对基层医疗的推进,一方面提高基层医生的工作待遇,为他们提供良好的发展空间;另一方面培养居民家庭医生首诊的观念,使家庭医疗以及基层医疗成为患者诊疗的重要环节。

　　提高基层医生的整体水平要加强基层医院与二、三级医院的合作,加强基层医院与综合性医院双方医护人员的交流,组织二级、三级医院的技术骨干医师定期为基层医生提供培训指导。同时,为基层医院医生提供前往上级医院学习、进修的机会。此外,由于基层医疗环境的特殊性,如医疗设备简陋、医生诊疗水平有限等,在疾病诊断、病情评估、常见病的急诊处理、与患者的沟通能力、规范记录医疗文书及处理医疗纠纷的法律意识等方面也需要多加强。

### 3. 加强对家庭医疗相关设施、设备的管理

对基层医疗药品、器械、设备的管理也应该成立专门的管理部门,结合系统的管理理念对相关设备、设施的管理方式进行优化和创新,加强对设备生命周期的管理,使医疗设备的管理更加妥善,调配更加科学,使有限的医疗设备资源能够发挥更大的优势,为医疗机构在家庭医疗服务方面的建设提供支持。

有关部门应出台一些关于医疗设备管理的方针政策,从而保证医院在设备的管理方面做到有章可循,责任更加明确。例如,采用二维码的形式,录入设备的基本信息、管理人员等,定期对设备进行检查与维修,并将设备监测情况、维修情况、维修人员等及时录入。其次,医院要结合自身特点,建立一套财会部门,设备管理部门,使用科室三位一体的设备管理体系(图 8-1)。其中,财会部门负责控制医疗设备的类别与总额,设备管理部门主要负责设备相关信息的统计和定期检查维护,而日常维护则由使用科室负责。此外,医院要建立一套合理的奖惩制度,对医疗设备分工到人,明确责任,将设备管理纳入绩效管理范围。对使用及管理不当的人员进行适当惩罚,对维护保养得当的技术人员给予奖励。对医疗设备的管理不但要保证必需设备的持续供应,还要尽量避免设备的浪费。

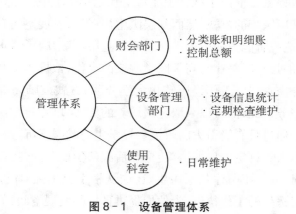

**图 8-1 设备管理体系**

### 4. 优化家庭医疗服务中心选址

家庭医疗服务满意度低的重要原因是资金投入、医疗人员、药品、器械和设备等资源不足,导致医护人员响应慢,患者等待时间长。社区卫生服务中心的选址规划在一定程度上可以解决该问题,避免重复建设,降低投资成本,实现医疗资源的优化配置,提高资源利用率,提升患者满意度,从而实现家庭医疗的可持续发展。

科学合理的社区卫生服务中心首先要综合评价四个选址评价指标。

（1）建立医疗中心的最低总成本。

（2）开办医疗中心的最低投资成本。

（3）最低人工成本。

（4）最低运输成本。

选址研究要进行实地调研与考察，考虑现实的约束条件。例如，周边居民的医疗需求、影响居民就诊满意度的因素、医务人员的分类、医疗中心提供的多种服务类型及服务提供过程中的时间窗（或需求的响应时间）等，不但要从定性角度研究选址规划，更要从定量的角度出发，参考第五章构建的家庭医疗服务中心选址优化模型进行科学合理的服务中心选址规划。

## 第三节　家庭医疗资源调度优化对策建议

由于家庭医疗需求具有随机性和不确定性，当患者居住地分散时，家庭医疗服务的人员调配工作是非常复杂的，目前对医疗资源的调配是通过人工调度来完成的，不仅效率低，而且运营成本高、居民满意度也较低。因此，为实现合理高效的医疗资源调度，应借助数学模型和算法，利用计算机技术构建一个家庭医疗服务资源调度系统，辅助相关管理人员进行医疗资源调度决策。

### 1. 构建智能家庭医疗管理系统，提高家庭医疗服务效率

利用网络信息技术设计智能化医疗资源管理系统，能够优化资源的管理和调度，在一定程度上弥补医疗资源短缺导致家庭医疗服务发展受到限制的局面。智能家庭医疗系统主要由3个主体构成：患者、智能平台、家庭医生（图8-2）。

首先，患者会配备智能可穿戴式设备，利用物联网传感技术可以完成对人体生理参数（如血压值、脉搏值等）的实时、连续、动态的监测；利用GPS技术可以对患者进行定位，方便家庭医生上门服务；同时，设备还具有语音功能，可以呼叫智能平台，与家庭医生保持联系等。此外，还可开发对应的移动APP，用户使用手机安装登录即可查看个人健康档案以及平台推送的注意事项。

其次，智能平台会监测到用户的生理参数，并且对此进行分析，结合家庭医生反馈的诊断报告，从而形成用户个人的健康档案。平台会与家庭医疗APP对接，实时更新个人档案，方便用户查看。当平台接到用户的呼叫请求时，通过指派模型，依据患者的病史、疾病类型、居住地等派遣合适的家庭医生进行上门医

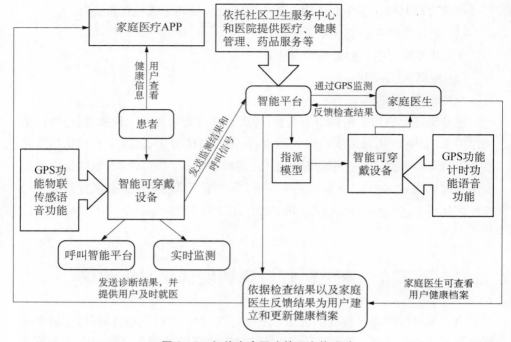

图 8-2　智能家庭医疗管理主体设计

治服务。此外,智能平台以社区卫生服务中心为依托,与距离社区最近的地段医院的急救中心、药品仓库相连接,当用户有突发状况,可以及时抢救;社区的药品也能及时得到供给。

最后一个主体是家庭医生。对每个家庭医生,可以配备智能可穿戴式设备。当智能平台通过指派模型指派家庭医生进行服务时,家庭医生会通过该设备收到请求,然后依据用户的 GPS 定位进行上门服务,设备的语音功能可以让用户和医生保持联系。当医生进行服务时,打开"开始服务"按钮,结束时点击"结束服务"按钮,以此统计服务时间。智能平台会通过 GPS 监测家庭医生的位置,医生诊断的时间和结果也会反馈到平台中。此外,家庭医生在进行上门服务之前也可以查看用户的健康档案,了解患者的病史,提高家庭医生服务的效率。

我国一些城市已经开始大力推行对智慧医疗服务系统的应用。例如,杭州建立养老服务需求信息系统,累计为 13 万余名空巢、独居、高龄及失能、半失能、失职老人安装"呼叫器""关爱手机"等呼叫终端,通过运营商服务平台,对接社会服务实体中心,实现对老年人的安防急救等服务。

### 2. 优化人员调度业务流程，提升响应速度

简单的人员调度业务流程为：社区医疗卫生服务中心在居民提出上门服务申请时，首先结合患者病情确定服务优先级，经系统管理人员审核和确认后进入服务系统任务库，从而制定家庭医生上门服务调度计划，形成服务工作单，家庭医生据此上门为患者提供服务，服务结束后返回社区医疗卫生服务中心。然而，实际情况往往涉及一些不确定事件，如临时增加或取消医疗需求，此时需要考虑随机情况下的人员实时调度问题，利用实时调度指派模型优化对家庭医生的调度安排，可以减少时间成本和因病情耽误造成的医疗成本，业务流程设计如图 8-3 所示。

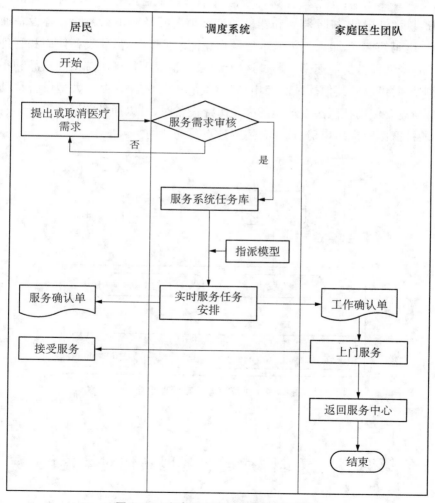

图 8-3　家庭医疗实时调度业务流程图

对家庭医生服务任务的安排主要是通过设置需求点的时间窗,生成家庭医生团队的访问路径。对于实时调度,还应关注对家庭医生团队的跟踪管理,即对其工作进度、实时位置的获取,以及对到达需求点时间、服务开始和结束时间的记录,因而家庭医生团队在上门服务时可以携带与调度系统连接的智能设备,实时更新服务记录以及查看任务安排。

**3. 建立社区间医疗资源共享机制,实现资源有效调度**

社区医院间药品、医疗器械和设备呈现不同程度的缺乏,构建一个实时调度网络平台,可以实现社区医院间空闲设施、设备的互借,从而提高对医疗资源的利用率。具体如下:建立一个医疗资源共享管理平台(图 8-4),对各社区医疗资源信息详细记录,统计药品和器械的消耗情况并及时申请补给。各设备通过粘贴二维码的方式,录入相关基本信息和登记维护情况等,使设备使用和管理有章可循,降低设备折旧速率。通过该平台,紧急情况下社区医院出现药品和小型设备缺乏时可以向其他社区医院申请借调相关医疗资源;由于大型设备移动较困难,当需要使用社区医院缺乏的大型医疗设备时,可以通过该系统选择向有该设备的社区医院提出申请,选择合适的地点预约使用。

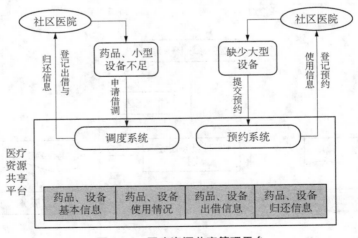

图 8-4　医疗资源共享管理平台

# 第四节　家庭医疗运作管理其他对策建议

解决家庭医疗模式收效甚微的问题,必须先让居民了解家庭医疗,明确家庭医疗的主要服务内容。为居民建立健康档案，提供针对性的医疗服务和健康管理服务（Grenouilleau 等，2019；Cappanera 等，2018；Smith 等，2018）。然后借鉴国外先进经验，根据中国国情，加强对家庭医疗相关制度的建设，培养足够数量的高水平全科医生，同时利用大数据、物联网等先进技术优化对医疗资源的管理与调度，实现对社区医疗资源的充分利用（石龙，2019；丁春戈等，2019；蒋曼等，2019）。除上文提出的关于差异化定价、资源配置、资源调度优化三个方面的对策建议外，家庭医疗模式的推进与发展还应从以下方面改进。

**1. 加强对家庭医疗制度的宣传，加大对家庭医疗制度的普及**

拓宽渠道对家庭医生签约制度进行较全面的宣传，提高群众对家庭医疗的了解与信任感。家庭医生签约制度的优势在于：①可以为居民建立健康档案，收集居民既往病史、家族史，以及相关健康检查、疾病用药情况等基本信息，帮助居民维护和更新健康档案，便于居民就诊。②为常见慢性病患者、儿童、孕产妇、老年人、残疾人等重点人群提供健康管理服务，及时预防与控制病情。③提供优先预约就诊、绿色转诊通道。家庭医生首诊后，根据患者病情可以将患者转诊至上级医院，且享受优先就诊。家庭医疗模式可使居民享受到家庭医生团队提供的涵盖多种常见病、多发病的基本医疗、公共卫生和健康管理服务，满足居民个性化、差异化的医疗卫生服务需求。

**2. 借鉴欧美等国家的做法，制定一套适用于家庭医疗的制度措施**

政府要在政策上加以引导和监督，重点培养全科医生，尽快建立"医院—社区—家庭"一体化结构，合理利用资源。同时通过制度的引入，使服务的分类更加细化，医疗资源进行更合理的分配利用，绩效考核制度更清晰明了，相关管理模式更加规范。其次，建立相应的体系和指标，对患者的诊疗结果、满意度、诊疗的成本进行标准化的量化。由于我国对家庭医疗模式的探索刚起步，相应的体系和指标建设仍不完全，对于患者的诊疗结果、患者的满意程度以及诊疗的成本并没有相应的观测和评价体系，很难直观反映家庭医疗服务的效果与成本，很难为决策者提供进一步决策所需要的信息，所以建立相应的体系和指标对患者的诊疗结果、满意度、诊疗的成本进行标准化的量化可以帮助政府和企业决策者进行高质量的决策。政府还应健全医疗保险制度，政策性经济扶助离退休职工、特困家庭、无劳动能力者等弱势、特殊群体。同时，拓宽筹资渠道，鼓励民间资本的注入，在政府稍加补贴的基础上解决家庭医疗费用问题。最后，要加大家庭医疗的同期监督力度，确保医护人员的专业性、治疗过程的公开清晰性；让更多的人改善对家庭医疗的认识，增强信任以及普及度。

### 3. 建立家庭医疗信息系统，实现医疗信息交流互通

利用物联网传感技术以及指派模型，将客户、社区、家庭医生三方联系起来，为客户提供健康、便捷、持续的个性化、差异化的健康保健服务。利用物联网等技术构建"电子医疗"服务体系，为家庭医疗服务领域带来改革与发展。无论是减轻居民实际担负的医疗压力，还是通过远程自助技术减免部分医疗资源的占用，无线信息化手段都可以助之以一臂之力。同时，在大数据时代，这种医疗信息的交流互通，也将会向前推动中国医疗服务现代化进程的一大步。

### 4. 部署分布式预约端，集中协调，积极运用动态分配机制

协调发展多预约端，倡导多样化预约形式并行。将预约中心、科室预约、医生站等传统预约方式与诸如手机 APP、自助预约等新兴方式结合起来，实现新旧方式的有机结合。多种方式既可以起到分流的作用，也可以满足不同年龄层次、不同知识层次的需求。在未来，我们需要有一个稳定良好的运作平台进行名额统筹分配、实时服务，并且利用所得数据，对各预约端所占资源进行规划与优化分配。从预约到设备配对患者，使用统筹分析的方法，提高大型稀缺设备的利用率，使预约流程高度自动化。目前，上海市普遍处在半人工半自动的预约方式，在未来十年，逐步将其引进到全自动化。而监管机制将不断完善，以预防机器带来的失误，同时避免人利用机器谋利的弊端。

### 5. 充分利用物联网与大数据技术读取和分析数据，并有序发展移动端医疗服务

公开重要信息，加大医院管理透明度，加强各医疗机构之间的数据和资源共享，以便借助物联网技术和大数据技术，引入科学的估算方式，不断改进对医疗资源的统筹规划。例如，预估排队等待时间并及时进行信息传递，实现医患双方正负反馈调节；各医疗机构间共享、调度医疗资源，实现病患从大医院向小医院的分流等，发展真正切身关系病患利益的医疗事业。同时，利用 APP 或微信接入，给市民提供更加及时、便捷的服务。由信息推送服务、咨询服务出发，基于用户需求开发扩展功能，使小病不出户也能得到有效的诊疗，最终实现医疗的个性化服务，在一定程度上减少医院排队人数。现在部分 APP 已经在尝试提供一些检查看病的功能，但网络鱼龙混杂，市民很难享受到优质可靠的治疗，政府在未来加强规范化网络医疗业务，统一监管，给老百姓一个安心的网络医疗环境。

# 本章小结

通过对上海市部分群众的调查问卷得知,家庭医疗的服务是社会时代发展的必然趋势。超过 3/4 的群众明确表示需要家庭医疗服务,然而处于初级阶段的家庭医疗服务市场存在诸多不足,不能满足居民需求。本章从差异化定价、资源配置、资源调度优化等方面,从制度完善、人才培养、引进新技术等角度分析了促进家庭医疗服务发展的对策建议。建立和健全家庭医疗服务保障体系是一项耗时长远但又迫在眉睫的大工程,我们还需要通过不断的实践和调研从中进行不断地总结和改进,不断完善这一项利民体系。

## 参考文献

［1］ Grenouilleau F, Legrain A, Lahrichi N, et al. A set partitioning heuristic for the home health care routing and scheduling problem ［J］. Eur J Oper Res, 2019, 275（1）: 295 – 303.

［2］ Cappanera P, Scutellà M G, Nervi F, et al. Demand uncertainty in robust Home Care optimization ［J］. Omega, 2018, 80: 95 – 110.

［3］ Smith S, Murphy E, Hannigan C, et al. Supporting older people with multimorbidity: The care burden of home health-care assistants in Ireland ［J］. Home Health Care Serv Q, 2019, 38（3）: 241 – 255.

［4］ 石龙.居家型医养结合养老模式的困境及对策研究［J］.医学与社会,2019,32（2）: 14 – 17.

［5］ 丁春戈,林蓓蕾,张振香.社区医务人员对居家脑卒中患者分级护理认知的质性研究［J］.护理学报,2019,26（4）: 5 – 9.

［6］ 蒋曼,罗力,戴瑞明,等.上海市长期护理保险中医疗护理供给现状分析［J］.医学与社会,2019,32（2）: 5 – 8.

# 附录一  随机生成需求量结果

| 服务需求点 | 家庭病床 | | 健康档案 | |
| :---: | :---: | :---: | :---: | :---: |
| | 第一年 | 第二年 | 第一年 | 第二年 |
| j1 | 5 543 | 6 098 | 1 679 | 1 847 |
| j2 | 5 020 | 5 522 | 1 427 | 1 569 |
| j3 | 4 054 | 4 459 | 1 188 | 1 306 |
| j4 | 4 451 | 4 896 | 1 959 | 2 155 |
| j5 | 4 224 | 4 647 | 1 221 | 1 344 |
| j6 | 5 572 | 6 129 | 1 343 | 1 477 |
| j7 | 6 678 | 7 346 | 1 222 | 1 344 |
| j8 | 4 441 | 4 886 | 1 834 | 2 017 |
| j9 | 6 072 | 6 679 | 1 387 | 1 525 |
| j10 | 5 424 | 5 967 | 1 081 | 1 189 |
| j11 | 6 751 | 7 426 | 1 253 | 1 378 |
| j12 | 5 991 | 6 590 | 1 139 | 1 253 |
| j13 | 4 850 | 5 335 | 1 766 | 1 942 |
| j14 | 6 972 | 7 669 | 1 997 | 2 197 |
| j15 | 4 482 | 4 930 | 1 878 | 2 066 |
| j16 | 6 562 | 7 218 | 1 498 | 1 648 |
| j17 | 4 692 | 5 161 | 1 795 | 1 974 |
| j18 | 5 517 | 6 069 | 1 012 | 1 113 |
| j19 | 5 682 | 6 250 | 1 030 | 1 133 |
| j20 | 6 753 | 7 428 | 1 599 | 1 759 |
| j21 | 5 545 | 6 100 | 1 158 | 1 274 |
| j22 | 6 888 | 7 576 | 1 493 | 1 642 |
| j23 | 5 988 | 6 587 | 1 264 | 1 391 |

(续表)

| 服务需求点 | 家庭病床 | | 健康档案 | |
|---|---|---|---|---|
| | 第一年 | 第二年 | 第一年 | 第二年 |
| j24 | 6 672 | 7 339 | 1 422 | 1 564 |
| j25 | 4 235 | 4 659 | 1 372 | 1 509 |
| j26 | 6 384 | 7 022 | 1 567 | 1 724 |
| j27 | 5 606 | 6 166 | 1 462 | 1 608 |
| j28 | 4 019 | 4 421 | 1 384 | 1 522 |
| j29 | 5 697 | 6 266 | 1 734 | 1 907 |
| j30 | 5 992 | 6 592 | 1 206 | 1 327 |
| j31 | 6 375 | 7 013 | 1 640 | 1 804 |
| j32 | 4 930 | 5 423 | 1 541 | 1 695 |
| j33 | 4 679 | 5 147 | 1 707 | 1 878 |
| j34 | 5 041 | 5 546 | 1 166 | 1 283 |
| j35 | 5 113 | 5 625 | 1 112 | 1 224 |
| j36 | 5 617 | 6 178 | 1 100 | 1 210 |
| j37 | 4 320 | 4 751 | 1 920 | 2 112 |
| j38 | 4 469 | 4 916 | 1 557 | 1 712 |
| j39 | 6 855 | 7 540 | 1 418 | 1 560 |
| j40 | 5 203 | 5 723 | 1 508 | 1 659 |
| j41 | 4 394 | 4 834 | 1 355 | 1 491 |
| j42 | 5 031 | 5 535 | 1 166 | 1 283 |
| j43 | 6 472 | 7 119 | 1 038 | 1 142 |
| j44 | 5 227 | 5 750 | 1 948 | 2 143 |
| j45 | 5 649 | 6 214 | 1 338 | 1 471 |
| j46 | 6 854 | 7 539 | 1 732 | 1 905 |
| j47 | 5 711 | 6 282 | 1 063 | 1 169 |
| j48 | 5 160 | 5 676 | 1 492 | 1 641 |
| j49 | 4 005 | 4 406 | 1 750 | 1 925 |
| j50 | 4 572 | 5 029 | 1 956 | 2 152 |
| j51 | 6 195 | 6 815 | 1 315 | 1 446 |
| j52 | 5 645 | 6 210 | 1 337 | 1 471 |
| j53 | 5 154 | 5 670 | 1 593 | 1 753 |
| j54 | 4 577 | 5 035 | 1 421 | 1 563 |
| j55 | 4 702 | 5 172 | 1 881 | 2 069 |
| j56 | 4 967 | 5 464 | 1 451 | 1 596 |

(续表)

| 服务需求点 | 家庭病床 | | 健康档案 | |
|---|---|---|---|---|
| | 第一年 | 第二年 | 第一年 | 第二年 |
| j57 | 6 750 | 7 425 | 1 271 | 1 398 |
| j58 | 5 088 | 5 597 | 1 032 | 1 135 |
| j59 | 6 656 | 7 322 | 1 243 | 1 368 |
| j60 | 6 622 | 7 284 | 1 399 | 1 539 |
| j61 | 5 795 | 6 374 | 1 871 | 2 058 |
| j62 | 5 495 | 6 045 | 1 318 | 1 450 |
| j63 | 6 600 | 7 259 | 1 406 | 1 546 |
| j64 | 6 869 | 7 556 | 1 217 | 1 339 |
| j65 | 6 583 | 7 241 | 1 349 | 1 483 |
| j66 | 5 750 | 6 326 | 1 791 | 1 971 |
| j67 | 4 258 | 4 684 | 1 587 | 1 746 |
| j68 | 4 701 | 5 172 | 1 050 | 1 155 |
| j69 | 6 534 | 7 187 | 1 166 | 1 282 |
| j70 | 4 687 | 5 155 | 1 685 | 1 854 |
| j71 | 4 021 | 4 423 | 1 449 | 1 594 |
| j72 | 6 040 | 6 644 | 1 719 | 1 890 |
| j73 | 6 381 | 7 019 | 1 321 | 1 453 |
| j74 | 5 959 | 6 555 | 1 657 | 1 822 |
| j75 | 6 869 | 7 555 | 1 319 | 1 450 |
| j76 | 5 034 | 5 537 | 1 844 | 2 028 |
| j77 | 5 478 | 6 026 | 1 808 | 1 989 |
| j78 | 4 157 | 4 572 | 1 851 | 2 036 |
| j79 | 5 592 | 6 151 | 1 617 | 1 779 |
| j80 | 6 670 | 7 337 | 1 211 | 1 332 |
| j81 | 5 455 | 6 000 | 1 852 | 2 037 |
| j82 | 4 444 | 4 888 | 1 063 | 1 169 |
| j83 | 5 199 | 5 719 | 1 901 | 2 091 |
| j84 | 4 227 | 4 650 | 1 886 | 2 074 |
| j85 | 5 412 | 5 953 | 1 225 | 1 347 |
| j86 | 6 306 | 6 937 | 1 398 | 1 538 |
| j87 | 4 723 | 5 196 | 1 720 | 1 892 |
| j88 | 6 468 | 7 115 | 1 760 | 1 936 |
| j89 | 6 535 | 7 188 | 1 266 | 1 392 |

（续表）

| 服务需求点 | 家庭病床 | | 健康档案 | |
|---|---|---|---|---|
| | 第一年 | 第二年 | 第一年 | 第二年 |
| j90 | 6 528 | 7 180 | 1 690 | 1 859 |
| j91 | 6 650 | 7 315 | 1 804 | 1 984 |
| j92 | 4 057 | 4 462 | 1 141 | 1 255 |
| j93 | 6 536 | 7 189 | 1 103 | 1 214 |
| j94 | 4 172 | 4 590 | 1 872 | 2 059 |
| j95 | 5 410 | 5 951 | 1 719 | 1 890 |
| j96 | 5 886 | 6 475 | 1 366 | 1 503 |
| j97 | 5 845 | 6 429 | 1 011 | 1 112 |
| j98 | 5 948 | 6 542 | 1 805 | 1 985 |
| j99 | 4 932 | 5 426 | 1 272 | 1 399 |
| j100 | 6 404 | 7 045 | 1 057 | 1 163 |

# 附录二　可行解的计算结果

| 变量 | 值 |
|---|---|
| X(I1，T1) | 1.000 000 |
| X(I1，T2) | 1.000 000 |
| X(I2，T1) | 1.000 000 |
| X(I2，T2) | 1.000 000 |
| X(I3，T1) | 1.000 000 |
| X(I3，T2) | 1.000 000 |
| X(I4，T1) | 1.000 000 |
| X(I4，T2) | 1.000 000 |
| X(I5，T1) | 1.000 000 |
| X(I5，T2) | 1.000 000 |
| X(I6，T1) | 1.000 000 |
| X(I6，T2) | 1.000 000 |
| X(I7，T1) | 1.000 000 |
| X(I7，T2) | 1.000 000 |
| X(I8，T1) | 1.000 000 |
| X(I8，T2) | 1.000 000 |
| X(I9，T1) | 1.000 000 |
| X(I9，T2) | 1.000 000 |
| X(I10，T1) | 1.000 000 |
| X(I10，T2) | 1.000 000 |
| Y(I1，K1，T1) | 1.000 000 |
| Y(I1，K1，T2) | 1.000 000 |
| Y(I1，K2，T1) | 1.000 000 |
| Y(I1，K2，T2) | 1.000 000 |

| 变量 | 值 |
| --- | --- |
| Y(I2, K1, T1) | 1.000 000 |
| Y(I2, K1, T2) | 1.000 000 |
| Y(I2, K2, T1) | 1.000 000 |
| Y(I2, K2, T2) | 1.000 000 |
| Y(I3, K1, T1) | 1.000 000 |
| Y(I3, K1, T2) | 1.000 000 |
| Y(I3, K2, T1) | 1.000 000 |
| Y(I3, K2, T2) | 1.000 000 |
| Y(I4, K1, T1) | 1.000 000 |
| Y(I4, K1, T2) | 1.000 000 |
| Y(I4, K2, T1) | 0.000 000 |
| Y(I4, K2, T2) | 0.000 000 |
| Y(I5, K1, T1) | 1.000 000 |
| Y(I5, K1, T2) | 1.000 000 |
| Y(I5, K2, T1) | 1.000 000 |
| Y(I5, K2, T2) | 1.000 000 |
| Y(I6, K1, T1) | 1.000 000 |
| Y(I6, K1, T2) | 1.000 000 |
| Y(I6, K2, T1) | 1.000 000 |
| Y(I6, K2, T2) | 1.000 000 |
| Y(I7, K1, T1) | 1.000 000 |
| Y(I7, K1, T2) | 1.000 000 |
| Y(I7, K2, T1) | 1.000 000 |
| Y(I7, K2, T2) | 1.000 000 |
| Y(I8, K1, T1) | 1.000 000 |
| Y(I8, K1, T2) | 1.000 000 |
| Y(I8, K2, T1) | 0.000 000 |
| Y(I8, K2, T2) | 1.000 000 |
| Y(I9, K1, T1) | 1.000 000 |
| Y(I9, K1, T2) | 1.000 000 |
| Y(I9, K2, T1) | 1.000 000 |
| Y(I9, K2, T2) | 1.000 000 |
| Y(I10, K1, T1) | 1.000 000 |

（续表）

| 变量 | 值 |
| --- | --- |
| Y（I10，K1，T2） | 1. 000 000 |
| Y（I10，K2，T1） | 1. 000 000 |
| Y（I10，K2，T2） | 1. 000 000 |
| N（I1，K1，L1，T1） | 0. 000 000 |
| N（I1，K1，L1，T2） | 0. 000 000 |
| N（I1，K1，L2，T1） | 33 913. 31 |
| N（I1，K1，L2，T2） | 8 216. 676 |
| N（I1，K1，L3，T1） | 0. 000 000 |
| N（I1，K1，L3，T2） | 35 114. 74 |
| N（I1，K2，L1，T1） | 0. 000 000 |
| N（I1，K2，L1，T2） | 7 062. 582 |
| N（I1，K2，L2，T1） | 0. 000 000 |
| N（I1，K2，L2，T2） | 0. 000 000 |
| N（I1，K2，L3，T1） | 6 086. 692 |
| N（I1，K2，L3，T2） | 0. 000 000 |
| N（I2，K1，L1，T1） | 68 094. 84 |
| N（I2，K1，L1，T2） | 0. 000 000 |
| N（I2，K1，L2，T1） | 0. 000 000 |
| N（I2，K1，L2，T2） | 74 450. 57 |
| N（I2，K1，L3，T1） | 0. 000 000 |
| N（I2，K1，L3，T2） | 0. 000 000 |
| N（I2，K2，L1，T1） | 0. 000 000 |
| N（I2，K2，L1，T2） | 12 043. 43 |
| N（I2，K2，L2，T1） | 11 905. 16 |
| N（I2，K2，L2，T2） | 0. 000 000 |
| N（I2，K2，L3，T1） | 0. 000 000 |
| N（I2，K2，L3，T2） | 0. 000 000 |
| N（I3，K1，L1，T1） | 0. 000 000 |
| N（I3，K1，L1，T2） | 0. 000 000 |
| N（I3，K1，L2，T1） | 42 714. 95 |
| N（I3，K1，L2，T2） | 46 775. 98 |
| N（I3，K1，L3，T1） | 0. 000 000 |
| N（I3，K1，L3，T2） | 0. 000 000 |

（续表）

| 变量 | 值 |
| --- | --- |
| N(I3, K2, L1, T1) | 0.000 000 |
| N(I3, K2, L1, T2) | 0.000 000 |
| N(I3, K2, L2, T1) | 7 285.048 |
| N(I3, K2, L2, T2) | 8 099.019 |
| N(I3, K2, L3, T1) | 0.000 000 |
| N(I3, K2, L3, T2) | 0.000 000 |
| N(I4, K1, L1, T1) | 40 000.00 |
| N(I4, K1, L1, T2) | 0.000 000 |
| N(I4, K1, L2, T1) | 0.000 000 |
| N(I4, K1, L2, T2) | 45 213.00 |
| N(I4, K1, L3, T1) | 0.000 000 |
| N(I4, K1, L3, T2) | 0.000 000 |
| N(I4, K2, L1, T1) | 0.000 000 |
| N(I4, K2, L1, T2) | 0.000 000 |
| N(I4, K2, L2, T1) | 0.000 000 |
| N(I4, K2, L2, T2) | 0.000 000 |
| N(I4, K2, L3, T1) | 0.000 000 |
| N(I4, K2, L3, T2) | 0.000 000 |
| N(I5, K1, L1, T1) | 57 663.18 |
| N(I5, K1, L1, T2) | 63 610.85 |
| N(I5, K1, L2, T1) | 0.000 000 |
| N(I5, K1, L2, T2) | 0.000 000 |
| N(I5, K1, L3, T1) | 0.000 000 |
| N(I5, K1, L3, T2) | 0.000 000 |
| N(I5, K2, L1, T1) | 0.000 000 |
| N(I5, K2, L1, T2) | 15 906.15 |
| N(I5, K2, L2, T1) | 12 336.82 |
| N(I5, K2, L2, T2) | 0.000 000 |
| N(I5, K2, L3, T1) | 0.000 000 |
| N(I5, K2, L3, T2) | 0.000 000 |
| N(I6, K1, L1, T1) | 0.000 000 |
| N(I6, K1, L1, T2) | 0.000 000 |
| N(I6, K1, L2, T1) | 0.000 000 |

| 变量 | 值 |
|---|---|
| N(I6，K1，L2，T2) | 0.000 000 |
| N(I6，K1，L3，T1) | 23 592.72 |
| N(I6，K1，L3，T2) | 38 849.59 |
| N(I6，K2，L1，T1) | 6 407.276 |
| N(I6，K2，L1，T2) | 9 714.409 |
| N(I6，K2，L2，T1) | 0.000 000 |
| N(I6，K2，L2，T2) | 0.000 000 |
| N(I6，K2，L3，T1) | 0.000 000 |
| N(I6，K2，L3，T2) | 0.000 000 |
| N(I7，K1，L1，T1) | 79 834.71 |
| N(I7，K1，L1，T2) | 101 221.7 |
| N(I7，K1，L2，T1) | 2 313.981 |
| N(I7，K1，L2，T2) | 0.000 000 |
| N(I7，K1，L3，T1) | 0.000 000 |
| N(I7，K1，L3，T2) | 0.000 000 |
| N(I7，K2，L1，T1) | 0.000 000 |
| N(I7，K2，L1，T2) | 12 690.30 |
| N(I7，K2，L2，T1) | 17 851.31 |
| N(I7，K2，L2，T2) | 0.000 000 |
| N(I7，K2，L3，T1) | 0.000 000 |
| N(I7，K2，L3，T2) | 0.000 000 |
| N(I8，K1，L1，T1) | 0.000 000 |
| N(I8，K1，L1，T2) | 2 278.026 |
| N(I8，K1，L2，T1) | 52 219.05 |
| N(I8，K1，L2，T2) | 58 043.53 |
| N(I8，K1，L3，T1) | 7 780.951 |
| N(I8，K1，L3，T2) | 0.000 000 |
| N(I8，K2，L1，T1) | 0.000 000 |
| N(I8，K2，L1，T2) | 0.000 000 |
| N(I8，K2，L2，T1) | 0.000 000 |
| N(I8，K2，L2，T2) | 0.000 000 |
| N(I8，K2，L3，T1) | 0.000 000 |
| N(I8，K2，L3，T2) | 14 629.45 |

（续表）

| 变量 | 值 |
| --- | --- |
| N(I9，K1，L1，T1) | 0.000 000 |
| N(I9，K1，L1，T2) | 52 136.99 |
| N(I9，K1，L2，T1) | 78 640.95 |
| N(I9，K1，L2，T2) | 0.000 000 |
| N(I9，K1，L3，T1) | 0.000 000 |
| N(I9，K1，L3，T2) | 0.000 000 |
| N(I9，K2，L1，T1) | 0.000 000 |
| N(I9，K2，L1，T2) | 0.000 000 |
| N(I9，K2，L2，T1) | 19 250.95 |
| N(I9，K2，L2，T2) | 8 290.443 |
| N(I9，K2，L3，T1) | 0.000 000 |
| N(I9，K2，L3，T2) | 0.000 000 |
| N(I10，K1，L1，T1) | 0.000 000 |
| N(I10，K1，L1，T2) | 0.000 000 |
| N(I10，K1，L2，T1) | 0.000 000 |
| N(I10，K1，L2，T2) | 69 910.78 |
| N(I10，K1，L3，T1) | 60 539.63 |
| N(I10，K1，L3，T2) | 0.000 000 |
| N(I10，K2，L1，T1) | 0.000 000 |
| N(I10，K2，L1，T2) | 0.000 000 |
| N(I10，K2，L2，T1) | 9 460.367 |
| N(I10，K2，L2，T2) | 0.000 000 |
| N(I10，K2，L3，T1) | 0.000 000 |
| N(I10，K2，L3，T2) | 10 406.22 |